Dr. med. Bettina Knie

Der Todesligand TRAIL und traumatische Schädigung des Nervensystems

Dr. med. Bettina Knie

Der Todesligand TRAIL und traumatische Schädigung des Nervensystems

Einfluss auf das Neuritenwachstum im zentralen und peripheren Nervensystem nach traumatischer Schädigung

Südwestdeutscher Verlag für Hochschulschriften

Impressum/Imprint (nur für Deutschland/only for Germany)
Bibliografische Information der Deutschen Nationalbibliothek: Die Deutsche Nationalbibliothek verzeichnet diese Publikation in der Deutschen Nationalbibliografie; detaillierte bibliografische Daten sind im Internet über http://dnb.d-nb.de abrufbar.

Alle in diesem Buch genannten Marken und Produktnamen unterliegen warenzeichen-, marken- oder patentrechtlichem Schutz bzw. sind Warenzeichen oder eingetragene Warenzeichen der jeweiligen Inhaber. Die Wiedergabe von Marken, Produktnamen, Gebrauchsnamen, Handelsnamen, Warenbezeichnungen u.s.w. in diesem Werk berechtigt auch ohne besondere Kennzeichnung nicht zu der Annahme, dass solche Namen im Sinne der Warenzeichen- und Markenschutzgesetzgebung als frei zu betrachten wären und daher von jedermann benutzt werden dürften.

Coverbild: www.ingimage.com

Verlag: Südwestdeutscher Verlag für Hochschulschriften GmbH & Co. KG
Dudweiler Landstr. 99, 66123 Saarbrücken, Deutschland
Telefon +49 681 37 20 271-1, Telefax +49 681 37 20 271-0
Email: info@svh-verlag.de

Zugl.: Berlin, Charité, Diss., 2011

Herstellung in Deutschland:
Schaltungsdienst Lange o.H.G., Berlin
Books on Demand GmbH, Norderstedt
Reha GmbH, Saarbrücken
Amazon Distribution GmbH, Leipzig
ISBN: 978-3-8381-2825-2

Imprint (only for USA, GB)
Bibliographic information published by the Deutsche Nationalbibliothek: The Deutsche Nationalbibliothek lists this publication in the Deutsche Nationalbibliografie; detailed bibliographic data are available in the Internet at http://dnb.d-nb.de.
Any brand names and product names mentioned in this book are subject to trademark, brand or patent protection and are trademarks or registered trademarks of their respective holders. The use of brand names, product names, common names, trade names, product descriptions etc. even without a particular marking in this works is in no way to be construed to mean that such names may be regarded as unrestricted in respect of trademark and brand protection legislation and could thus be used by anyone.

Cover image: www.ingimage.com

Publisher: Südwestdeutscher Verlag für Hochschulschriften GmbH & Co. KG
Dudweiler Landstr. 99, 66123 Saarbrücken, Germany
Phone +49 681 37 20 271-1, Fax +49 681 37 20 271-0
Email: info@svh-verlag.de

Printed in the U.S.A.
Printed in the U.K. by (see last page)
ISBN: 978-3-8381-2825-2

Copyright © 2011 by the author and Südwestdeutscher Verlag für Hochschulschriften GmbH & Co. KG and licensors
All rights reserved. Saarbrücken 2011

Danksagung

Mein Dank gilt in erster Linie Herrn Prof. Dr. Sven Hendrix für die Bereitstellung des Themas und der damit verbundenen Forschungskapazitäten, die vielen hilfreichen Diskussionen und Korrekturen sowie die gute Betreuung. Herrn Dr. Christian Witzel möchte ich für die Mitgestaltung des Themas, die Einführung in Forschungsmethoden und die Unterstützung im mikrochirurgischen Bereich danken. Frau Prof. Dr. Zipp und Herrn Schulze-Topphoff danke ich für die unkomplizierte Bereitstellung von Forschungsmaterial.

Besonders danken möchte ich Francesco Boato, Karen Rosenberger und Greta Gölz für ihren Beitrag zum Gelingen dieser Arbeit. Für die exzellente technische Unterstützung möchte ich Doreen Lüdecke, Julia König und Mareike Thielke danken.

Ein großer Dank gilt meiner Familie, insbesondere meinem Bruder Bernhard, und Marcus Wenzl, die mich immer in allen Belangen unterstützten und mir zur Seite standen.

Danken möchte ich auch dem Südwestdeutschen Verlag für Hochschulschriften und Frau Kerstin Schmidt für die gute Zusammenarbeit.

"Non quia difficilia sunt non audemus,
sed quia non audemus difficilia sunt."

Für Antoine Fares Nasr

Inhaltsverzeichnis

Abbildungsverzeichnis 5
Tabellenverzeichnis 6
Abkürzungsverzeichnis 7
1   Einleitung 9
  1.1   Regeneration im Zentralnervensystem (ZNS) 10
    1.1.1   Immunprivileg des ZNS 11
  1.2   Regeneration im peripheren Nervensystem (PNS) 13
    1.2.1   Interaktion von Zytokinen und Neurotrophinen bei der axonalen Regeneration 13
    1.2.2   Axonale Fehlleitung als limitierender Faktor der chirurgischen Therapie 14
    1.3.1   Aufbau und Rezeptoren 16
    1.3.2   Signaltransduktion 17
    1.3.3   Physiologische Funktionen 19
    1.3.4   TRAIL und neurodegenerative Erkrankungen 22
  1.4   Zielsetzung der Arbeit 23
2   Material 25
3   Methoden 34
  3.1   Einzelzellen 34
    3.1.1   Versuchstiere 34
    3.1.2   Präparation und Kultivierung der Einzelzellen 34
    3.1.3   Immunhistochemische Färbung der Axone 34
    3.1.4   Erhebung des Axonwachstums der Einzelzellen 35
  3.2   Gewebekulturen 35
    3.2.1   Kollagenkulturen des entorhinalen Kortex 36
    3.2.2   Transversalschnitte des embryonalen Rückenmarks 37
    3.2.3   Embryonale Spinalganglien 38
  3.3   EGFP-Co-Kulturen 39
    3.3.1   Versuchstiere 41
    3.3.2   Präparation und Kultivierung 41
    3.3.3   Messung des axonalen Einwachsens 41
  3.4   Tiermodelle 42
    3.4.1   Rückenmark-Läsion 42
    3.4.2   Nerven-Transplantation 50
  3.5   Auswertung und Analyse der Daten 52
  3.6   Statistische Analyse 53
4   Ergebnisse 54
  4.1   Einzelzellen 54
    4.1.1   TRAIL-defiziente Neuronenkulturen zeigen kein verändertes Axonwachstum 54
    4.1.2   Vermindertes axonales Längenwachstum durch exogene Zufuhr von TRAIL 55
  4.2   Gewebekulturen 57
    4.2.1   Verstärktes Auswachsen von Neuriten in TRAIL-defizienten Gehirnschnitten des entorhinalen Kortex 57

4.2.2 Verstärktes Auswachsen von Neuriten in TRAIL-defizienten Rückenmark-Schnittkulturen ... 59
4.2.3 Exogenes TRAIL hat keinen Einfluss auf das Auswachsen von Neuriten in organotypischen Schnittkulturen des entorhinalen Kortex und des Rückenmarks ... 60
4.2.4 Verstärktes Auswachsen von Neuriten in TRAIL-defizienten Spinalganglien ... 61
4.2.5 Exogenes TRAIL hat keinen Einfluss auf das Auswachsen von Neuriten in Spinalganglien ... 63
4.3 EGFP Co-Kulturen ... 64
4.3.1 Vermindertes Einwachsen von Neuriten in Kokulturen von EGFP-markierten entorhinalen Kortex- und TRAIL defizienten Hippocampus-Schnitten ... 64
4.3.2 Verstärktes Einwachsen von Neuriten in Co-Kulturen von EGFP-markierten entorhinalen Kortex- und Wildtyp- Hippocampus- Schnitten nach Zugabe von rekombinantem TRAIL-Protein ... 66
4.4 Läsionsmodelle ... 67
4.4.1 Läsion im kortikospinalen Trakt (Rückenmarkläsionsmodell) ... 67
4.4.2 Läsion des Nervus ischiadicus ... 71

5 Diskussion ... 75

5.1 TRAIL im Zentralnervensystem ... 76
5.1.1 Die Abwesenheit von TRAIL hat keinen Einfluss auf Neuronenkulturen während exogenes TRAIL das Axonwachstum hemmt ... 77
5.1.2 Endogenes TRAIL im Ursprungsgewebe unterdrückt axonales Auswachsen ... 77
5.1.3 Exogene Zufuhr von TRAIL hat keinen Einfluss auf das Neuritenwachstum ... 78
5.1.4 Die Abwesenheit von TRAIL führt zu geringerer axonaler Regeneration und zu schwächerer klinischer Leistung nach Rückenmark-Läsion *in vivo* ... 79
5.1.5 Endogenes und exogenes TRAIL im Zielgewebe verbessern die Regeneration ... 80
5.2 TRAIL im peripheren Nervensystem ... 81
5.2.1 Endogenes TRAIL im peripheren Ursprungsgewebe unterdrückt das axonale Auswachsen ... 82
5.2.2 Exogene Zufuhr von TRAIL im peripheren Ursprungsgewebe hat keinen Einfluss auf das Neuritenwachstum ... 83
5.2.3 Endogenes und exogenes TRAIL im peripheren Zielgewebe verbessern die Regeneration ... 83
5.3 Effekte von TRAIL auf Nervengewebe ... 86
5.4 Klinische Perspektiven ... 87
5.5 Ausblick ... 87

6 Zusammenfassung ... 88

7 Literaturverzeichnis ... 90

Abbildungsverzeichnis

Abbildung 1: Schematische Darstellung der Todesrezeptoren (DR) und ihrer Liganden 9

Abbildung 1.3.2: Übersicht der durch TRAIL induzierten Signalwege. 19

Abbildung 3.2.3.2: Murines, embryonales Rückenmark (RM) mit Spinalganglien... 39

Abbildung 3.3: EGFP-Modell zur Analyse des Faserwachstums aus dem entorhinalen Kortex in den Hippocampus. 40

Abbildung 3.4.1.2.2: Druckläsion des Rückenmarks mit einem Newtonmeter 43

Abbildung 3.4.1.3: Bewegungsmuster, die auf eine Rumpfinstabilität hindeuten 47

Abbildung 4.1.1: TRAIL-defiziente Neuronenkulturen zeigen kein verändertes Axonwachstum 55

Abbildung 4.1.2: Vermindertes axonales Längenwachstum durch exogene Zufuhr von TRAIL 56

Abbildung 4.2.1: Verstärktes Auswachsen von Neuriten in TRAIL-defizienten Gehirnschnitten des entorhinalen Kortex 58

Abbildung 4.2.2: Verstärktes Auswachsen von Neuriten in TRAIL-defizienten Rückenmark-Schnittkulturen 60

Abbildung 4.2.3: Exogenes TRAIL hat keinen Einfluss auf das Auswachsen von Neuriten in organotypischen Schnittkulturen des entorhinalen Kortex und des Rückenmarks 61

Abbildung 4.2.4: Verstärktes Auswachsen von Neuriten in TRAIL-defizienten Spinalganglien 63

Abbildung 4.2.5: Exogenes TRAIL hat keinen Einfluss auf das Auswachsen von Neuriten in Spinalganglien 64

Abbildung 4.3.1: Geringere Reinnervation in Co-Kulturen von EGFP-markierten entorhinalen Kortex- und TRAIL-defizienten Hippocampus-Schnitten 66

Abbildung 4.3.2: Verstärktes Auswachsen von Neuriten in Co-Kulturen von EGFP-markierten entorhinalen Kortex- und Wildtyp-Hippocampus-Schnitten nach Zugabe von rekombinantem TRAIL-Protein 67

Abbildung 4.4.1.1: Läsion im kortikospinalen Trakt - Vermindertes axonales Längenwachstum bei TRAIL-defizienten Mäusen 69

Abbildung 4.4.1.2: Läsion im kortikospinalen Trakt – TRAIL-defiziente Mäuse zeigen nach Läsion geringere Mobilität 71

Abbildung 4.4.2.1: Vermindertes axonales Längenwachstum nach Läsion peripherer Nerven von TRAIL-defizienten Mäusen 73

Abbildung 4.4.2.2: Verstärktes axonales Einwachsen nach Läsion peripherer Nerven und lokaler Gabe von rekombinantem TRAIL-Protein .. 75

Tabellenverzeichnis

Tabelle 1.3: Expressionsmuster von TRAIL und TRAIL-Rezeptoren 15
Tabelle 1.3.3: Effekte von TRAIL auf verschiedene Zellarten 20
Tabelle 3.1.3: β-III-Tubulin-Färbung 35
Tabelle 3.4.1.3: Punktwerte und Definitionen der Basso Mouse Scale 45
Tabelle 3.4.2.4: Lamininfärbung 52

Abkürzungsverzeichnis

APC	Antigen-präsentierende Zellen
BDA	biotinyliertes Dextranamin
BDNF	*brain derived nerve growth factor*
BME	Basalmedium Eagle
BMS	*Basso Mouse Scale*
BSA	bovines Serumalbumin
cFLIP	FLICE-ähnliches Inhibitorprotein
DAB	Diaminobenzidin
DD	Todesdomäne
DED	Todeseffektordomäne
DMEM	*Dulbecco's Modified Eagle Medium*
DR	*death receptor*
DISC	*death inducing signalling complex*
EGFP	*enhanced green fluorescent protein*
FADD	Fas-assoziiertes Protein mit Todesdomäne
FCS	fetales Kälberserum
FLICE	*FADD-like IL-1β-converting enzyme*
GFAP	Saures fibrilläres Gliaprotein
GFP	*green fluorescent protein*
HBSS	*Hank's Buffered Salt Solution*
IFN	Interferon
I-κB	Inhibitorische Untereinheit von NF-κB
IKK	I-κB-Kinase
IL	Interleukin
KSF	Kolonie-stimulierender Faktor
LPS	Lipopolysaccharid
MAPK	mitogen-aktivierte Proteinkinase
MEM	*Minimum Essential Medium Eagle*
MHC	Haupt-Histokompatibilitäts-Komplex
NEMO	NF-κB-Modulator
NF-κB	Nuklearfaktor-kappa-B
NGF	Nervenwachstumsfaktor

NGS	normales Ziegenserum
NHS	normales Pferdeserum
N. ischiadicus	Nervus ischiadicus
NK-Zellen	Natürliche Killerzellen
OPG	Osteoprotegrin
PB	Phosphatpuffer
PBS	Phosphat-gepufferte Salzlösung
PHA	Polyhydroxyalkanoat
PKC	Proteinkinase C
PNS	Peripheres Nervensystem
RIP	Rezeptor-interagierendes Protein
Smac	*second mitochondria derived activator of caspase*
TBS	Tris-gepufferte Salzlösung
TNF	Tumor-Nekrose-Faktor
TRAIL	*TNF related apoptosis inducing ligand*
TRAIL ko	TRAIL-defizient
XIAP	X-verknüpftes Apoptose-inhibierendes Protein
YFP	*yellow fluorescent protein*
ZNS	Zentralnervensystem

1 Einleitung

Die Proteinfamilie der Tumor-Nekrose-Faktoren (TNF) dient dem Immunsystem zur Regulierung der Zellhomöostase. Die bekanntesten Faktoren dieser Gruppe sind TNFα und der CD95-Ligand. In den Jahren 1995 und 1996 entdeckten zwei Forschungsgruppen unabhängig voneinander ein weiteres Mitglied der TNF- Superfamilie. Dieser Ligand (*TNF-related apoptosis-inducing ligang*, TRAIL) rückte in erster Linie in den Blickpunkt der Tumorforschung, da er Tumorzellen abtötet ohne gesunde Zellen zu schädigen. Zahlreiche Studien wurden durchgeführt mit dem Ziel, die therapeutische Nutzbarkeit dieses Liganden in der Krebstherapie zu charakterisieren. Die komplexe Funktionsweise von TRAIL scheint jedoch ein zweischneidiges Schwert zu sein, wie es auch für andere Mitglieder der TNF Superfamilie (z.B. das CD95-System) gezeigt wurde. So weist TRAIL im Rahmen von Autoimmunerkrankungen immunsuppressive Funktionen auf, kann jedoch bei neuroinflammatorischen Prozessen im ZNS verheerende Sekundärschäden verursachen. Bei traumatischer Schädigung des Nervensystems erfolgt eine Entzündungsantwort des Gewebes, die teils förderlich teils hinderlich für die Regeneration ist. In der vorliegenden Arbeit soll die Rolle des Todesliganden TRAIL bei traumatischer Schädigung des Nervensystems im immunprivilegierten Zentralnervensystem und im peripheren Nervensystem untersucht werden.

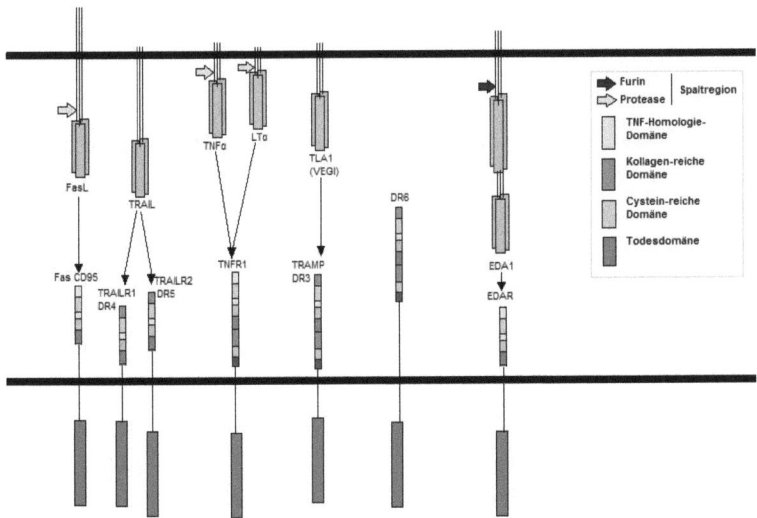

Abbildung 1: Schematische Darstellung der Todesrezeptoren (DR) und ihrer Liganden

Bisher sind 8 menschliche DRs bekannt: Fas, TNF-R1, TRAMP, TRAIL-R1, TRAIL-R2, DR-6, EDA-R und NGF-R. Es handelt sich um Typ-I-Transmembranproteine, die mit zwei oder vier Cystein-reichen extrazellulären Domänen und einer zytoplasmatischen Sequenz, der Todesdomäne (DD), ausgestattet sind. Die jeweiligen Liganden für diese Rezeptoren sind ebenfalls dargestellt. Einige dieser Liganden werden von Metalloproteasen oder Furin posttranslational prozesssiert. Für DR6 wurde bisher kein Ligand identifiziert. Modifiziert nach French & Tschopp 2003.

1.1 Regeneration im Zentralnervensystem (ZNS)

Traumatische Schädigungen, Unterbrechung der Blutzufuhr und degenerative Erkrankungen sind Prozesse, die Nervenzellkörper und Synapsen in Gehirn und Rückenmark schädigen können. Diese Schädigungen rufen eine Reihe von Veränderungen hervor, unter denen die Aktivierung des Immunsystems und somit die Generierung einer Entzündungsantwort von großer Bedeutung ist. Die sehr komplexe Rolle des Immunsystems im Rahmen zentralnervöser Schädigungen äußert sich auf der einen Seite durch die Förderung der Heilung im Rahmen neuroinflammatorischer Prozesse. Auf der anderen Seite wird die sekundäre Wundheilungsreaktion verstärkt, die wiederum für das Ausbleiben der vollständigen funktionellen Wiederherstellung verantwortlich ist. Die früheste Immunantwort beinhaltet die geregelte Kommunikation zwischen Phagozyten (Neutrophile, Makrophagen, Mikroglia), Lymphozyten, löslischen Mediatoren (Komplementfaktoren, Zytokine, Chemokine, Matrixmetalloproteinasen) und extrazellulären Matrixmolekülen (1-4). Im Gegensatz zum peripheren Nervensystem werden beim Zusammenbruch der Axone und ihrer Myelinscheiden nach einer Schädigung die Gewebereste nicht effizient abgetragen, sondern können über Wochen erhalten bleiben und stellen somit ein erhebliches Hindernis für die Regeneration dar (5). Diese Hemmung scheint durch Myelin-assoziierte Faktoren, deren bekanntester Vertreter das Protein Nogo ist, verursacht zu werden. Durch Wechselwirkungen mit dem Wachstumskegel verhindern diese Faktoren die Verlängerung des Axons (6). Nogo wird von Oligodendrozyten produziert, welche die Myelinscheide des Axons im ZNS bilden (7). Auf die Schädigung reagierende Astrozyten produzieren zusätzliche Inhibitoren der Axonverlängerung. Zu diesen astroglialen Faktoren zählen unter anderem saures Gliaprotein (GFAP) und sulfatierte Proteoglykane (8). Einige der Nebenprodukte der überschießenden Entzündungsantwort, z. B. freie Sauerstoffradikale, proteolytische Enzyme, Lipidperoxidasen und Exzitotoxine, verursachen zusätzlich Schäden an Neuronen und Gliazellen. Das Endergebnis der Wundreaktion im ZNS ist die Ausweitung der Verletzung und die Bildung einer Narbe, die die Wundregion eher abdeckt als eine entsprechende Regeneration des Ursprungsgewebes hervorzurufen.

1.1.1 Immunprivileg des ZNS

Durch das Immunsystem hervorgerufene Entzündung und Transplantatabstoßung sind Prozesse, die in bestimmten Organen stark unterdrückt sind. Dieses Phänomen nennt man Immunprivileg. In drei Regionen des Körpers ist das Immunprivileg sehr gut ausgebildet. Zu diesen zählt neben dem Auge und dem Uterus in der Schwangerschaft das Gehirn (9). Entzündungsprozesse haben sehr nachteilige Auswirkungen auf das Gehirn, welches nur begrenzte Möglichkeiten der Regeneration aufweist. Das Gehirn besitzt, ebenso wie die anderen immunprivilegierten Regionen des Körpers, verschiedene Anpassungsmechanismen, um die Induktion und Expression einer entzündlichen Immunantwort zu begrenzen. Hierzu zählen physiologische Gegebenheiten wie z. B. die reduzierte Expression oder Abwesenheit von MHC-Klasse-Ia-Molekülen auf Neuronen, eine Eigenschaft, die die Zellen vor der Lyse durch zytotoxische T-Zellen im Falle einer viralen Infektion schützt (10). Die Abwesenheit von MHC-Klasse-Ia-Molekülen führt jedoch zu einem immunologischen Konflikt mit natürlichen Killerzellen (NK-Zellen), die darauf programmiert sind, MHC-Klasse-I-negative Zellen zu lysieren (11). Es wird vermutet, dass die fehlenden MHC-Klasse-Ia-Moleküle durch die Expression atypischer MHC-Klasse-Ib-Moleküle in bestimmten Komponenten des Gehirns kompensiert werden. Diese können durch die Aktivierung eines inhibitorischen Rezeptors die NK-Zell-vermittelte Lyse verhindern. Ein weiterer Anpassungsmechanismus besteht in der Ausbildung Zellmembran-gebundener Moleküle, die einen Schutz gegen immunologisch verursachte Entzündung bieten (9). Viele Zellen des ZNS exprimieren den Fas-Liganden (FasL, CD95L), unter anderem Neurone, Astrozyten, Oligodendrozyten, Mikrogliazellen und Gefäßendothelzellen. FasL wird konstitutiv im gesamten ZNS exprimiert und seine Expression steigt als Reaktion auf einen Entzündungsprozess (12). Vorallem kapilläre Endothelzellen im ZNS scheinen das Entzündungsrisiko durch die Expression von FasL zu senken, indem die Extravasation von Entzündungszellen begrenzt wird (13, 14). Das proapoptotische Molekül TRAIL gehört wie FasL zur Gruppe der Tumor-Nekrose-Faktor-Membranproteine und teilt viele seiner Eigenschaften mit FasL, so auch die Induzierung der Apoptose von Entzündungszellen (15).

1.1.2 Regulatorische Einflüsse des Neurons auf die Immunantwort im ZNS

Die Bestandteile des Immunsystems, entwickelt um pathogene Substanzen zu bekämpfen und die Gewebehomöostase aufrecht zu erhalten, gelten als schädlich für das Überleben von Neuronen, weshalb dem ZNS ein modulatorischer Einfluss auf die Immunantwort und ein limitierender Einfluss auf entzündungsbedingten Gewebeschaden zugeschrieben wird.

Es konnte jedoch gezeigt werden, dass Komponenten des Immunsystems positive Eigenschaften bei der Aufrechterhaltung eines intakten und bei der Regeneration eines verletzten oder degenerierenden ZNS aufweisen (16). Im ZNS sind Mikrogliazellen und Astrozyten die wichtigsten nicht professionellen Antigen-präsentierenden Zellen (APC), da sie nur geringe Mengen MHC-Moleküle und co-stimulatorische Moleküle exprimieren und naive T-Zellen eher in einem Ruhezustand halten und nicht effizient stimulieren können (17, 18). Neurone sind in der Lage die T-Zell-Aktivität direkt oder indirekt über Manipulation der lokalen APCs durch Kontakt-abhängige und Kontakt-unabhängige Mechanismen zu regulieren. Die Kontakt-unabhängigen Signalwege durch lösliche Faktoren sind hochrelevant bei der Aufrechterhaltung des Immunprivilegs und der Homöostase im Gehirn. Es konnte gezeigt werden, dass lösliche neuronale Faktoren, wie Zytokine, Neuropeptide, Neurotrophine und Neurotransmitter (19-24) die Aktivierung von Mikroglia und/oder T-Zellen behindern und somit für Neurone einen wichtigen Kontakt-unabhängigen Weg darstellen die Aktivität von Mikroglia- und T-Zellen zu kontrollieren. Sobald die Integrität des ZNS verletzt worden ist, kommen aktivierte Mikroglia- und T-Zellen unweigerlich mit Neuronen in Kontakt, die daraufhin die Amplitude der Aktivierung durch direkten Zell-Zell-Kontakt kontrollieren. Die drei wichtigsten Strategien zur Minimierung der Immunpathologie sind: (a) Neurone unterdrücken indirekt die T-Zell-Aktivierung durch Einschränkung der Antigen-präsentierenden Fähigkeiten der Gliazellen; (b) Neurone unterdrücken direkt die T-Zell-Aktivierung oder verschieben das Th1-Th2-Gleichgewicht zugunsten der TH2-Zellen und (c) Neurone können durch die Expression von FasL in T-Zellen oder Mikroglia Apoptose induzieren (25). Neurone reagieren während ihrer Entwicklung vermutlich auch auf FasL, während ausgereifte und differenzierte Neurone gegen FasL induzierte Apoptose resistent zu sein scheinen (26). FasL wird sowohl auf Gliazellen als auch auf Neuronen exprimiert (27) und seine Anwesenheit wird mit der Aufrechterhaltung des Immunprivilegs in Verbindung gebracht (12). Der FasL-Fas-Signaltransduktionsweg ermöglicht es demnach Neuronen schädliche Immunreaktionen einzuschränken (25). Es gibt einige Überschneidungen zwischen der Interaktion des Fas-Liganden mit seinem Rezeptor und der durch TRAIL ausgelösten Signalkaskade, auf die unter Punkt 1.3.2 näher eingegangen wird.

1.2 Regeneration im peripheren Nervensystem (PNS)

Eine traumatische Schädigung des ZNS führt zu einem unwiderruflichen Funktionsverlust, der sich klinisch z. B. als Querschnittslähmung manifestiert. Schäden des ausgereiften peripheren Nervensystems beim Säugetier sind dagegen durch relativ erfolgreiche Regeneration gekennzeichnet, welche die Wiederherstellung der motorischen und sensorischen Funktionen beinhaltet (28, 29). Ein adäquat chirurgisch versorgter peripherer Nerv hat ein bestimmtes Regenerationspotential, das jedoch durch unzureichendes axonales Wiederauswachsen und axonale Fehlleitung dennoch zu mangelnder funktioneller Wiederherstellung führt (30). Durchtrennung oder Quetschläsion peripherer Axone führen zu einer Degeneration des Axonstumpfs und der Myelinscheide distal der Läsion. Essentiell für eine erfolgreiche Regeneration ist die Phagozytose der Gewebetrümmer durch Makrophagen und Schwannzellen (31-34). Die Schwannzellen beginnen ferner sich zu teilen und die Expression verschiedener neurotropher Faktoren, wie NGF und BDNF, zu initiieren (35, 36). Zudem verändert sich ihre Zelloberfläche durch vermehrte Expression von Adhäsionsmolekülen, wie N-CAM, N-Cadherin und des Neurotrophinrezeptors p75 (37, 38). Darüberhinaus hängt eine erfolgreiche Regeneration im peripheren Nerv maßgeblich von der Unversertheit der Basallamina ab. Diese umgibt die Axon-Schwannzell-Einheiten und ist wichtig für eine adäquate Zielführung der regenerierenden Axone zu ihrem ursprünglichen Zielgebiet (39). Nur nach schwerer Schädigung eines peripheren Nervs mit Zerstörung der Basallamina und der Schwannzellen wird eine undurchdringliche fibroblastische Narbe gebildet. Im Gegensatz zu axotomisierten ZNS-Neuronen sind verletzte PNS-Neurone in der Lage, ein Genexpressionsprogramm zu starten und aufrecht zu erhalten, welches das Axonwachstum während der Regenerationszeit fördert. Man nimmt an, dass die Hochregulierung wachstumsassoziierter Proteine und Transkriptionsfaktoren, wie GAP-43/B-50 (29, 40), Tubulin und Aktin, c-fos (41), c-jun und KROX 24 (42-44), das Wachstumspotential verletzter PNS-Neurone erhöht.

1.2.1 Interaktion von Zytokinen und Neurotrophinen bei der axonalen Regeneration

Zytokine sind Proteine mit regulatorischem Einfluss auf Wachstum und Differenzierung von Körperzellen. Sie werden in 5 Gruppen eingeteilt: Kolonie-stimulierende Faktoren (KSF), Chemokine, Tumor-Nekrose-Faktoren, Interferone und Interleukine. Neurotrophine zählen zu den neurotrophen Faktoren und wurden ursprünglich aufgrund Apoptose-unterdrückender Eigenschaften als ein Überlebensfaktor von Neuronen betrachtet (45). Die Bildung neuer Axone ist ein Schlüsselprozess der Neuroregeneration, der der funktionellen Wiederherstellung vorangehen muss. Ein wichtiger Grund für die limitierten regenerativen Prozesse ist die unzureichende Versorgung der Axone mit Überleben- und Wachstum-fördernden Faktoren, wie z.b. neurotrophen Faktoren. Nach einer mechanischen Schädigung des Nervensystems folgt als Teil der physiologischen Wundheilungsreaktion zunächst eine Entzündung des Gewebes und die damit verbundene Ausschüttung bestimmter Faktoren (46). Die Hochregulierung der pro-inflammatorischen Zytokine IL-1β, IL-6, IFN-γ und TNF-α (47) geht mit der Freisetzung von Neurotrophinen einher, die eine entscheidende Rolle beim axonalen Auswachsen nach Nervenläsion spielen (48). Interessanterweise modulieren diese Zytokine die Expression oder Funktion von Neurotrophinen und deren Rezeptoren in verschiedenen Zelltypen wie z. B. Astrozyten (49-56), Neuroblastom-Zellen (57, 58), Spinalganglien-Neurone (59) und Schwannzellen (60). Darüber hinaus modulieren die Zytokine TNF-α, IFN-γ, IL-4 und IL-6 Neurotrophin-abhängiges Auswachsen von Spinalganglienzellen (61).

1.2.2 Axonale Fehlleitung als limitierender Faktor der chirurgischen Therapie

Nur 10% der Erwachsenen gewinnen nach Durchtrennung und chirurgischer Readaptation eines größeren peripheren Nervs die normale Funktionsfähigkeit zurück (62). Dieser Misserfolg in der Therapie beruht meist auf der Fehlleitung regenerierender Axone zu funktionell nicht korrespondierenden Endorganen (63). Regenerierende Axone peripherer Nerven werden durch die Schwannzellen und ihre Basallamina geführt. Wenn diese Struktur nach der Verletzung erhalten bleibt, kehren die Axone mit großer Präzision zu ihren Endorganen zurück (64). Wenn die Basallamina jedoch durch eine Schnittverletzung durchtrennt wurde, geht diese Präzision verloren und sowohl eine Reihe korrespondierender als auch nicht-korrespondierender Endorgane wird reinnerviert (65, 66). Efferente Motorneurone können zu sensorischen Endorganen fehlgeleitet werden und kutane Afferenzen zu motorischen Endplatten oder zu sensorischen Endorganen nicht-korrespondierender Modalität oder Lage. Dadurch wird die Funktion je nach Schweregrad der Fehlanpassung verschlechtert oder geht verloren.

Die ersten detaillierten morphologischen Studien der axonalen Fehlleitung wurden 1928 von Ramòn y Cajal mit einer neuartigen Silberfärbung durchgeführt. Er konnte Axone sichtbar machen, welche sich an der Schnittfläche des distalen Nervenendes entlang bewegen um schließlich in eine Schwannzellhülle einzutreten, die vom Ursprungsaxon entfernt liegt. Seine Beobachtungen sind auch heute noch von großer Bedeutung, jedoch sind sie eher qualitativ und die Korrelation zwischen der Axonbeschaffenheit und seiner Funktion bezieht sich eher auf die Gruppenebene als auf eine individuelle Ebene.

Durch die Entwicklung der Elektronenmikroskopie konnte eine Fülle ultrastruktureller Details sichtbar gemacht werden (67-69), die optische Rekonstruktion ganzer Axone blieb jedoch schwierig (37). Durch biochemische Verfahren wie anterograde Markierung (70) und immunhistochemische Detektierung wachstumsassoziierter Proteine (71) gelang es schließlich viele Axone über große Distanzen darzustellen, wodurch jedoch im unübersichtlichen Bereich der Reparationsstelle ein einzelnes Axon schwer von den anderen unterschieden werden kann. Nach wie vor ist daher ein angestrebtes Ziel der Forschung, die Interaktion des individuellen regenerierenden Axons mit dem distalen Nervenende auf morphologischer Ebene zu verstehen, da diese Interaktion für eine erfolgreiche funktionelle Wiederherstellung im Rahmen der Regeneration von Nerven von großer Bedeutung ist. Die Entwicklung transgener Mäuse, die in einem bestimmten Teil ihrer Axone fluoreszierende Proteine exprimieren, eröffnete neue Möglichkeiten bei der Erforschung des Axonwachstums (64, 72). Regenerierende Axone können fluoreszenzmikroskopisch sichtbar gemacht und dadurch individuell über die Reparationsstelle hinweg einige Millimeter in das distale Nervenende verfolgt werden. So können ihre morphologischen Charakteristika, wie etwa Seitwärtsbewegungen an der Reparationsstelle präzise quantifiziert werden (30).

1.3 Der Todesligand TRAIL

Mitte der neunziger Jahre entdeckten zwei Forschergruppen unabhängig voneinander ein weiteres Mitglied der TNF-Superfamilie und bezeichneten diesen als *"tumor necrosis factor related apoptosis-inducing ligand"*, kurz TRAIL (73, 74). Dieser Ligand zog vor allem die Aufmerksamkeit der Krebsforschung auf sich, da gezeigt werden konnte, dass es *in vivo* Krebszellen tötet ohne für den Organismus schädlich zu sein (75). Es folgten eine Reihe von Studien mit Knock-out Mäusen denen TRAIL oder der Apoptose-induzierende Rezeptor fehlten um die physiologische Funktion dieses Zytokins zu erforschen. Diese Studien zeigten verschiedene Einflüsse des TRAIL/TRAIL-Rezeptor-Systems auf das Immunsystem sowie auf das Tumorwachstum.

Tabelle 1.3: Expressionsmuster von TRAIL und TRAIL-Rezeptoren

Zelle/Zellsystem/Pathologie	TRAIL	TRAIL-R	Referenz
Ruhende menschliche $CD4^+$ T-Zellen und $CD14^+$ Makrophagen	+	+	Wendling *et al.* 2000
Aktivierte menschliche $CD3^+$ T-Zellen, $CD19^+$ B-Zellen und $CD14^+$ Makrophagen		+	Martinez-Lorenzo *et al.* 1999 Griffith *et al.* 1999 Ehrlich *et al.* 2003

Aktivierte murine Makrophagen, T- und B-Zellen	+		Mariani et al. 1998 Aktas et al. 2005 Diehl et al. 2004
MAP2⁺ Neurone, GFAP⁺ Astrozyten, PLP⁺ Oligodendrozyten (Mensch)		+	Dörr et al. 2002
Hirntumore und traumatisch geschädigtes Hirngewebe (Mensch)	+		Frank et al. 1999
Neurone im Hirngewebe von Alzheimer-Patienten	+		Uberti et al. 2004
Entzündetes murines ZNS-Gewebe nach Induktion von EAE	+	+	Aktas et al. 2005
Rückenmarksverletzung durch intraspinale Injektion von QUIS (Maus)	+		Plunkett et al. 2000

1.3.1 Aufbau und Rezeptoren

TRAIL, auch als Apo2 Ligand bezeichnet, ist ein Typ-II-Transmembranprotein mit Apoptose induzierenden Eigenschaften, kann jedoch auch ein lösliches Trimer bilden. Es gehört zur TNF/NGF-Superfamilie und agiert über verschiedene Rezeptoren, die Apoptose entweder induzieren oder blocken (76, 77). Bisher wurden vier membranständige Rezeptoren für TRAIL identifiziert. Von diesen vier Rezeptoren besitzen nur TRAIL-Rezeptor 1 (Death receptor 4, DR4) und TRAIL-Rezeptor 2 (Death receptor 5, DR5) die Fähigkeit Caspase-abhängig den programmierten Zelltod zu induzieren, da sie eine intrazelluläre Todesdomäne besitzen (78, 79). Sobald der Ligand an einen der beiden Rezeptoren bindet, kommt es zur Bildung eines *„death inducing signalling complex"* (DISC), der den Apoptose-Signalweg aktiviert. Des Weiteren gibt es zwei Rezeptoren, die aufgrund morphologischer Gegebenheiten Apoptose nicht induzieren können: TRAIL-Rezeptor 3 besitzt keine intrazelluläre Todesdomäne und TRAIL-Rezeptor 4 verfügt über eine verkürzte Form der Todesdomäne, durch die kein Apoptose-Signal an die Zelle vermittelt werden kann. Man vermutet, dass diese beiden Rezeptoren den TRAIL-induzierten Zelltod durch Überexpression verhindern. Deshalb werden sie von manchen Autoren als *decoy-* (englisch für „Lockvogel") Rezeptoren bezeichnet (78, 80). Es wurde gezeigt, dass TRAIL, wenn auch mit geringer Affinität, an Osteoprotegrin (OPG) bindet, welches somit einen löslichen Rezeptor bildet (81, 82). OPG spielt eine Rolle im Knochenstoffwechsel: es beeinflusst die Osteoklastogenese (83). Bei der Maus konnte bisher nur ein Apoptose-induzierender Rezeptor gefunden werden, der sowohl gegenüber dem humanen TRAIL-Rezeptor 1 als auch dem humanen TRAIL-Rezeptor 2 große Ähnlichkeit aufweist (76% DR4, 79% DR5) (84). Auch hier gibt es außerdem zwei Nicht-Apoptose-induzierende Rezeptoren, die den jeweiligen Rezeptoren beim Menschen ähneln (85).

1.3.2 Signaltransduktion

Sobald TRAIL an TRAIL-Rezeptor 1 (TRAIL-R1) oder TRAIL-Rezeptor 2 (TRAIL-R2) bindet, kommt es zur Trimerisierung des Rezeptors und zur Bildung des DISC. Das Fas-assoziierte Protein mit Todesdomäne (FADD) transloziert daraufhin zum DISC, wo seine Todesdomäne (DD) mit der DD von TRAIL-R1 oder TRAIL-R2 interagiert. Über seine zweite funktionelle Domäne, die Todes-Effektor-Domäne (DED) rekrutiert FADD Pro-Caspase-8 und −10 zum DISC, an welchem diese Caspasen autokatalytisch aktiviert werden. Die Aktivierung von Caspase-8 und −10 führt zum einen zur Spaltung und darauf folgender autokatalytischer Aktivierung von Caspase-3 und zum anderen zur Spaltung des pro-apoptotischen Bcl-2-Proteins Bid. Die aktivierte Caspase-3 setzt eine weitere Signalkaskade in Gang, die zur Apoptose führt. Die Spaltung von Bid stellt die Schnittstelle zwischen dem Rezeptor-vermittelten extrinsischen und dem intrinsischen Signalweg dar. Die Aktivierung von Caspase-8 und −10 am DISC kann durch das zelluläre FLICE-ähnliche Inhibitorprotein cFLIP (Anmerkung: Flice ist die alte Bezeichnung für Caspase-8) gehemmt werden. Dieses Inhibitorprotein besitzt ebenfalls zwei DEDs. Es existieren drei verschiedene Varianten des cFLIP, die durch Splicing entstehen: $cFLIP_L$, $cFLIP_S$ und $cFLIP_R$ (86). Durch DED-DED-Interaktionen wird cFLIP zum DISC transloziert. Vermutlich durch die kompetitive Bindung an FADD blockiert $cFLIP_S$ die Spaltung und Aktivierung von Caspase-8 am DISC. Es wurde gezeigt, dass durch Herabregulierung von cFLIP in TRAIL-resistenten Zelllinien TRAIL-vermittelte Apoptose induziert werden konnte (87). Vermutlich wird die Bildung des DISC auch durch Proteinkinasen reguliert. Beispielsweise hemmt die aktivierte Proteinkinase C (PKC) die Verlagerung von FADD zum DISC und kann dadurch die Sensitivität für TRAIL modulieren (88). Der intrinsische Apoptose-Signalweg wird durch Mitglieder der Bcl-2-Familie kontrolliert. Diese Proteinfamilie besteht aus drei Untergruppen die jeweils vier charakteristische Domänen enthalten, die Bcl-2-Homologie- (BH) Domänen BH1-BH4. Der rezeptorvermittelte extrinsische und der mitochondriale intrinsische Apoptoseweg sind über das BH3-only Protein Bid verbunden, welches ein Substrat für Casapase-8 darstellt. Durch die Aktivierung von Caspase-8 am DISC wird Bid (p22) gespalten, wodurch seine verkürzte Form tBid (p15) entsteht. Dieses transloziert zum Mitochondrium und aktiviert Bax und Bak, zwei der pro-apoptotischen Bcl-Proteine mit mehreren BH-Domänen. Die Aktivierung dieser Proteine führt zur Freisetzung von Cytochrom C und anderen pro-apoptotischen Faktoren aus den Mitochondrien. Dadurch spielen die pro-apoptotischen Mitglieder der Bcl-Familie Bax und Bak eine Schlüsselrolle beim mitochondrialen Weg der Apoptose-Induktion. Mutiertes oder inaktiviertes Bax führte zu keiner Veränderung im TRAIL-induzierten Signalweg (z.B.

Spaltung von Caspase-8 oder Bid) während die Depolarisierung der Mitochindrienmembran, die Freisetzung von Cytochrom C und die Spaltung von Caspase-9 blockiert wurden (89). Das X-verknüpfte Apoptose-inhibierende Protein (XIAP) hat einen hemmenden Einfluss auf die Aktivierung von Caspase-9 und –3. Diese Hemmung kann durch die Expression des XIAP-inhibitorischen Smac (englisch: *second mitochondria derived activator of caspase*) aufgehoben werden, das bei Induktion des Apoptose-Signalweges von Mitochondrien freigesetzt wird. Es wurde gezeigt, dass Zellen gegenüber TRAIL-induzierter Apoptose durch die Überexpression von Smac sensitiviert werden können (90). Die Injektion von Zellmembran-permeablen Smac-Peptiden konnte die Resistenz von malignen Gliomzell-Transplantaten gegenüber TRAIL-vermittelter Apoptose aufheben (90). Zudem kann durch kleine Smac-ähnliche Moleküle in Zellen TRAIL- und TNFα-vermittelte Apoptose induziert werden (91). Die TRAIL-vermittelte Signaltransduktion führt jedoch nicht nur zur Aktivierung von Effektormolekülen der Apoptose, sondern kann auch nicht-apoptotische Signalwege aktivieren, wie z.B. NF-κB, PKB/Akt und mitogen-aktivierte Proteinkinasen (MAPK) (89). NF-κB spielt eine zentrale Rolle im angeborenen und erworbenen Immunsystem, in der embryonalen Entwicklung, der Apoptose und in der Proliferation. Im TNF/TNF-Rezeptor-System wird durch Bindung des Liganden das Rezeptor-interagierende Protein (RIP) über die Todesdomäne zum TNF-Rezeptor-Komplex transloziert und kann über eine intermediäre Domäne mit dem essentiellen NF-κB-Modulator (NEMO)/IKKγ in Wechselwirkung treten. Ein ähnlicher molekularer Mechanismus könnte für die TRAIL-induzierte NF-κB-Aktivierung verantwortlich sein. Im TRAIL-DISC wurde RIP nachgewiesen (92), welches auch hier die Aktivierung von IKK vermittelt (93). Für RIP wird eine duale Rolle beschrieben. Einerseits wird durch Stimulierung mit TRAIL oder TNF ein Caspase-8-abhängiges, C-terminales Spaltprodukt von RIP generiert, welches für die Induktion der Apoptose verantwortlich ist, andererseits aktiviert eine mutierte Form von RIP NF-κB, wodurch die Zelle vor Apoptose geschützt wird (94, 95).

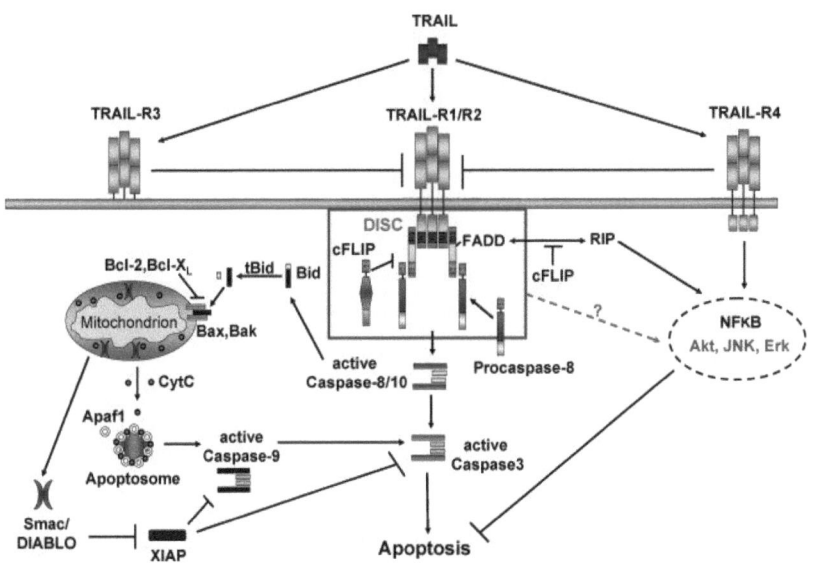

Abbildung 1.3.2: Übersicht der durch TRAIL induzierten Signalwege. Aus Falschlehner et al. 2007. Mit freundlicher Genehmigung von Elsevier Ltd.

1.3.3 Physiologische Funktionen

Eine Vielzahl von Studien mit TRAIL-defizienten Mäusen bzw. Mäusen denen der einzige bisher identifizierte Apoptose-induzierende Rezeptor fehlt, sowie Experimente mit TRAIL-blockierenden Antikörpern zeigten in vivo, dass das TRAIL/TRAIL-Rezeptorsystem sehr vielfältige und zum Teil konkurrierende Funktionen aufweist (96). TRAIL-defiziente Mäuse sind lebensfähig und fruchtbar und zeigen keine Schäden in ihrer Entwicklung. Dementsprechend besitzt TRAIL vermutlich keine Schlüsselrolle in der Embryogenese (97, 98). Bei den TRAIL-defizienten Mäusen war die Knochendichte nicht verändert. Somit scheint die Wechselwirkung von TRAIL mit OPG, wie weiter oben erwähnt, keinen Einfluss auf die OPG-vermittelten Effekte der Osteoklastogenese zu haben (97). Gleiches gilt auch für TRAIL-Rezeptor-defiziente Mäuse (99, 100). Die Hauptfunktionen des TRAIL/TRAIL-Rezeptorsystems wurden beim Immunsystem gefunden. Außerdem konnte gezeigt werden, dass TRAIL eine Rolle bei Infektionen spielt und von Bedeutung bei der Entwicklung von Autoimmunerkrankungen ist. TRAIL beteiligt sich zudem an der Überwachungsfunktion des Immunsystems von Tumoren und Metastasen, durch Apoptose-Induktion (96).

Tabelle 1.3.3: Effekte von TRAIL auf verschiedene Zellarten

Zelltyp	Durch TRAIL vermittelter Effekt	Reaktion auf TRAIL	Referenz
Monozyten	Bekämpfung von Tumorzelllinien		Ehrlich et al. 2003 Halaas et al. 2000
Dendritische Zellen	Direkte zytotoxische Aktivität gegen Tumorzellen (über membrangebundenes TRAIL)	Unreife Zellen sind empfindlich gegenüber Apoptose	Liu et al. 2001
NK-Zellen	- Zytotoxische Effekte - Abwehr von EMCV-Infektionen	In aktiviertem Zustand resistent gegen Apoptose	Kayagaki et al. 1999 Sato et al. 2001 Mirandola et al. 2004
T-Zellen	- Apoptose von ZNS-Neuronen bei EAE-induzierter Neuroinflammation	Zerstörung autoreaktiver T-Zellen in EAT, Autoimmun-Diabetes und Arthritis (bei systemischer Gabe)	Aktas et al. 2005
Oligo-dendrozyten	Nicht untersucht	Apoptose	Aktas et al. 2005
Neurone (ZNS)	Nicht untersucht	Apoptose	Aktas et al. 2005
Glatte Gefäßmuskel-zellen	Nicht untersucht	Überleben, Migration, Prolieferation	Secchiero et al. 2004
Gefäßendo-thelzellen	Nicht untersucht	Überleben, Prolieferation	Secchiero et al. 2003

1.3.3.1 Die Rolle von TRAIL im Immunsystem

Der Todesligand TRAIL wird auf einer Vielzahl von Zellen des angeborenen Abwehrsystems stimulationsabhängig exprimiert. Monozyten bilden vor allem lösliches, aber auch Zellmembran-gebundenes TRAIL nach Aktivierung durch Lipopolysaccharide (LPS) und Typ I + II IFN. Sie wirken zerstörerisch auf Tumor-Zell-Linien (101, 102). Die Monozyten-vermittelte Zytotoxizität scheint in engem Zusammenhang mit der Phagozytose der Zielzellen zu stehen. NK-Zellen und zytotoxische T-Zellen bilden nach Aktivierung ebenfalls TRAIL und üben ihre Funktion teilweise durch den Einsatz dieses Liganden aus. Unreife NK-Zellen exprimieren TRAIL auf ihrer Zellmembran nach Aktivierung durch IFN-γ. TRAIL in Verbindung mit CD95 und Perforin ist für einen Großteil der zytotoxischen Effekte von NK-Zellen verantwortlich (103). IL-2 und IL-15 induzieren eine Hochregulierung der Oberflächenexpression von TRAIL auf menschlichen oder murinen NK-Zellen (104-106). Aktivierte NK-Zellen sind resistent gegenüber TRAIL-induzierter Apoptose, obwohl sie auf ihrer Oberfläche die beiden Apoptose-induzierenden TRAIL Rezeptoren (TRAIL-R1 und TRAIL-R2) exprimieren (107). Die Aktivierung von dendritischen Zellen führt zur Produktion von IFN-α, wodurch die Expression von TRAIL stimuliert wird (108). Auch IFN-β-Stimulierung von dendritischen Zellen kann zur Oberflächenexpression von TRAIL führen und dadurch die direkte zytotoxische Aktivität dieser Zellen gegen Tumorzellen fördern (109). Es konnte außerdem gezeigt werden, dass PHA+IL-2-stimulierte T-Zellen große Mengen TRAIL sekretieren (101). In T-Zellen wird durch TRAIL jedoch keine Apoptose induziert (110, 111), sondern die Proliferation *in vitro* und *in vivo* gehemmt (110, 112). TRAIL verhindert die Aktivierung von T-Zellen durch Blockierung des Kalziumeinstroms durch Ca^{2+}-abhängige Ca^{2+}-Kanäle, IFN-γ und IL-4 Produktion. Die TRAIL-induzierte Hypoproliferation der T-Zellen entsteht vermutlich durch die Herabregulierung der Cyklin-abhängigen Kinase 4, die für ein Ruhen der Zelle in der G1 Phase des Zellzyklus sorgt (112).

1.3.3.2 Autoimmunerkrankungen

Studien mit TRAIL-blockierenden Antikörpern und TRAIL-defizienten Mäusen haben gezeigt, dass TRAIL die autoreaktive Immunantwort hemmt, wodurch ein Krankheitsfortschritt verhindert werden kann (97, 113, 114). Die systemische Blockade von TRAIL führte zur Exazerbation verschiedener Krankheitsbilder, was darauf hindeutet, dass TRAIL eine Rolle bei der Regulierung der Immunzell-Homöostase und von Autoimmunreaktionen spielt. Die systemische Gabe von rekombinantem TRAIL führte in einem Modell für Autoimmunthyreoiditis bei Mäusen zu verminderter Apoptose von Thyreozyten. Bei experimentell induziertem autoimmunen Diabetes in TRAIL-defizienten Mäusen konnte ein Anstieg der Diabetes-Inzidenz beobachtet werden (114). Des Weiteren entwickelten TRAIL-defiziente Mäuse typische Krankheitssymptome in einem experimentellen Arthritis-Modell (114). All diese Daten deuten darauf hin, dass TRAIL Autoimmun-Phänomene unterdrückt. Aktas *et al.* zeigten jedoch, dass TRAIL an irreversiblen ZNS-Schäden bei autoimmuner Neuroinflammation beteiligt ist. Auf Neuronen, Astrozyten und Oligodendrozyten wurde die Expression von Apoptose-iduzierenden und Apoptose-blockierenden TRAIL-Rezeptoren nachgewiesen (115). In der Effektorphase eines Tiermodells der Multiplen Sklerose wird TRAIL vermutlich von Lymphozyten, die über die Blut-Hirn-Schranke ins ZNS eintreten, sowohl auf der Oberfläche exprimiert als auch sekretiert und löst Apoptose-Signale auf Zellen mit den entsprechenden Rezeptoren im ZNS aus. In diesen Studien wurde TRAIL direkt im ZNS durch intrazisternale Injektion eines löslichen TRAIL-Rezeptors bei Mäusen, in denen EAE induziert wurde, geblockt. Es konnte eine reduzierte Schädigung im ZNS nach intrazisternaler Injektion des Apoptose-induzierenden TRAIL-Rezeptors DR5:Fc gezeigt werden. Diese wurde durch signifikante Unterschiede im Axonschaden und in der Demyelinisierung quantifiziert (116). Daraus lässt sich schlussfolgern, dass das TRAIL/TRAIL-Rezeptor-System vermutlich eine doppelseitige Rolle in der MS spielt: einerseits durch die Kontrolle autoreaktiver Immunzellen in der Peripherie, andererseits durch irreversible Schädigung des ZNS im Rahmen der Neuroinflammation und die Zerstörung von Oligodendrozyten und Neuronen im ZNS.

1.3.3.3 Weitere Funktionen

Die Wirkung von TRAIL bei viralen Infektionen wird hauptsächlich über Typ I + II Interferone vermittelt. Sie induzieren die Expression von TRAIL auf Immunzellen und sensitivieren Zellen, die normalerweise resistent gegen den Einfluss von TRAIL sind (117). Dennoch wird die Rolle von TRAIL bei Infektionen kontrovers diskutiert. Einige Studien zeigten einen günstigen Effekt von TRAIL auf die Abwehr viraler Infektionen, während in anderen nachgewiesen wurde, dass TRAIL-defiziente Mäuse eine erhöhte Resistenz gegen bestimmte Arten viraler Infektionen aufweisen (99).

Ein Hauptforschungsschwerpunkt liegt auf dem Phänomen, dass TRAIL Tumorzellen abtöten kann, ohne dabei schädigend auf den Organismus zu wirken (75). Es wurden eine Reihe präklinischer Studien und *in vitro* Studien durchgeführt, die zeigen, dass viele Chemotherapeutika sowie die Bestrahlung von Krebszellen gegenüber TRAIL-induzierter Apoptose sensitivieren können (87, 118-121). Weitere Forschungsergebnisse haben allerdings gezeigt, dass TRAIL auch in nicht-tranformierten Zellen Apoptose induzieren kann. Die Gabe bestimmter rekombinanter TRAIL-Präparate wirkte zytotoxisch auf normale menschliche Hepatozyten, Endothelzellen und erythropoetische Zellen *in vitro* (122-124).

Das Ergebnis der TRAIL-Rezeptor-Aktivierung durch seinen Liganden ist jedoch nicht immer der programmierte Zelltod. In nicht-transformierten Zellen, wie z.B. glatten Gefäßmuskelzellen oder Endothelzellen kann TRAIL die Proliferation und Migration fördern (89). Zusammenfassend lässt sich sagen, dass die Behandlung mit TRAIL unterschiedliche Signalwege aktiviert, neben der Induktion von Apoptose über Caspasen z.B. auch die MAPK-, die PkB/Akt- und die NF-κB-Signalkaskade, die abhängig vom untersuchten Zellsystem, miteinander agieren können um das Gleichgewicht zugunsten des Überlebens oder des Absterbens von Zellen, zu beeinflussen(89).

1.3.4 TRAIL und neurodegenerative Erkrankungen

Ein Gleichgewicht zwischen Überleben und Absterben auf zellulärer Ebene ist eine Grundvoraussetzung für die Entwicklung des ZNS und für die Homöostase im ausgereiften ZNS. Ausgereifte Neurone bleiben lebenslang erhalten, obwohl sie vielfältige Komponenten von Apoptose-Signalwegen beinhalten. Die normale Funktion von Neuronen ist sehr stark reguliert, dennoch kommt es bei neurodegenerativen

Erkrankungen im Rahmen der Entzündung zu einer Verschiebung des Gleichgewichts in Richtung Zelltod. Ein möglicher Mechanismus ist, dass TRAIL exprimierende Immunzellen wie Makrophagen oder T-Zellen über die im Rahmen der bei neurodegenerativen Erkrankungen gestörten Blut-Hirn-Schranke das ZNS infiltrieren. Diese Zellen interagieren dann mit verschiedenen Zelltypen des ZNS, die TRAIL Rezeptoren auf ihrer Oberfläche tragen, und verursachen Schäden oder führen zur Apoptose (116, 125). Alternativ sind Zellen im ZNS, wie Neurone (126), Mikroglia (127) oder Astrozyten (128) in der Lage durch Induktion nach Immunaktivierung wie z. B. durch IFN-γ oder andere Pathogene TRAIL zu produzieren. Der Morbus Alzheimer ist eine neurodegenerative Erkrankung, die unter anderem durch Ablagerungen von β-Amyloid-Plaques in der Hirnrinde gekennzeichnet ist (129). Es konnte gezeigt werden, dass die Neutralisierung des TRAIL-Apoptose-Signalwegs menschliche neuronale Zelllinien vor der β-Amyloid Toxizität schützen kann (126, 130). Für die Rolle von TRAIL bei HIV-assoziierter Demenz konnte ebenfalls ein Einfluss auf die Neurotoxizität nachgewiesen werden. So führte die Anwendung eines neutralisierenden Antikörpers gegen menschliches TRAIL (allerdings nicht gegen menschliches TNF-α oder Fas-Ligand) zur Blockierung der Apoptose von Nervenzellen im HIV-infizierten Gehirn. Dieses weist auf eine bedeutende Rolle von TRAIL bei durch mononukleäre Phagozyten vermittelter neuronaler Apoptose hin (131).

1.4 Zielsetzung der Arbeit

Ramòn y Cajal stellte die Hypothese auf, dass die fehlende Regeneration von Nervenfasern im ZNS des Säugetiers durch ein Fehlen trophischer Faktoren, die das axonale Auswachsen fördern, verursacht ist. Auf die traumatische Schädigung eines Axons folgt ein degenerativer Prozess, bei dem das distale Ende des Axons mitsamt seiner Myelinscheide fragmentiert und resorbiert wird (Wallersche Degeneration). Dieser Prozess wird durch die komplexe Interaktion von Zytokinen, Chemokinen und neurotrophen Faktoren gesteuert. Die ambivalente Rolle von TRAIL bei der Neuroinflammation durch Verhinderung von Gewebeschäden durch auto-reaktive Immunzellen einerseits, und die Aktivierung der Apoptose auf entsprechenden Zielzellen andererseits, eröffnet die Frage, welchen Einfluss dieses Zytokin auf traumatische Schädigung hat, ein Prozess bei dem die Entzündungsantwort die Regeneration fördern soll.

In der vorliegenden Arbeit sollte untersucht werden, ob TRAIL förderliche oder schädigende Einflüsse bei traumatischer Schädigung des ZNS und/oder PNS ausübt um neue Optionen in der Therapie neurodegenerativer Erkrankungen wie Rückenmark-

Läsionen und Läsionen peripherer Nerven, durch Modulation des TRAIL/TRAIL-Rezeptor-Systems, zu entwickeln.

Folgende experimentelle Fragestellungen wurden untersucht:

1. Welchen Einfluss hat die Abwesenheit des Todesliganden TRAIL auf das Auswachsen der Neurite von Einzelzellen und in neuronalem Gewebe des ZNS und PNS *in vitro*?

2. Welchen Einfluss hat die lokale Gabe des Liganden auf das Auswachsen der Neurite von Einzelzellen und in neuronalem Gewebe des ZNS *in vitro*?

3. Welchen Einfluss hat die Abwesenheit des Todesliganden TRAIL im Zielgewebe auf die Reinnervation nach traumatischer Schädigung des ZNS und PNS *in vivo*?

4. Welchen Einfluss hat die lokale Gabe des Liganden nach Durchtrennung eines gemischten peripheren Nervs (N. ischiadicus) auf die Reinnervation *in vivo*?

Der Begriff Reinnervation umfasst folgendes Spektrum: (a) axonales Auswachsen, welches *in vitro* an organotypischen Schnittkulturen untersucht wird; (b) *path finding* (Wegfindung), welche *in vitro* durch Kokulturen und *in vivo* durch Transplantation eines Nervs untersucht wird; sowie (c) Synaptogenese und funktionelle Wiederherstellung, welche durch Analyse des Bewegungsmusters nach Basso *et al.* (*Basso mouse scale*, BMS) erhoben wird.

In der vorliegenden Arbeit wird der Begriff Auswachsen als Neuritenwachstum ausgehend von der Ursprungszelle verwendet, während der Begriff Reinnervation das Wiedereinwachsen ins Zielgebiet beschreibt. Der Autorin ist bewusst, dass Reinnervation in ihrer engsten Definition auch Synaptogenese, neue kortikale Kartierung und funktionelle Wiederherstellung beinhaltet.

2 Material

2.1 Versuchstiere

Mausstamm	Anbieter
C 57BL/6	Jackson Laboratories, Sulzfeld, D
TRAIL ko	Amgen, Thousand Oaks CA, USA
Thy-1-YFP	Jackson Laboratories, Sulzfeld, D
β-Aktin-EGFP	Jackson Laboratories, Sulzfeld, D

2.2 Chemikalien

Produktbezeichnung	Hersteller
0,9% NaCl Lösung	Fresenius, Bad Homburg, D
Bicarbonat	Gibco, Karlsruhe, D
Dextran Biotin	Invitrogen, Carlsbad CA, USA
Diaminobenzidin	Sigma, Taufkirchen, D
Dimethylsulfoxid (DMSO)	Riedel de Haen, Seelze, D
Dinatriumhydrogenphosphat	Merck, Darmstadt, D
Dinatriumhydrogenphophat Dihydrat	Merck, Darmstadt, D
Dinatriumsalz Dihydrat	Sigma, Taufkirchen, D
DNAse	Roche, Grenzach-Wyhlen, D
DPX Montant Eindeckelmedium	Sigma, Taufkirchen, D
Essigsäure	Merck, Darmstadt, D
Ethanol	Merck, Darmstadt, D
Ethidiumbromid	Roth, Karlsruhe, D
Gelatine	Sigma, Taufkirchen, D
Glucose-20	Braun, Melsungen, D
Heparin – Natrium 25 000	Ratiopharm, Ulm, D
HOECHST Färbelösung	Sigma, Taufkirchen, D
Hyoglue	Marston-Domsel, Zülpich, D
Immu-Mount® Eindeckelmedium	Shandon, Pittsburgh PA, USA
Insulin crystalin	Gibco, Karlsruhe, D
Isofluran	Abbott, Wiesbaden, D
Kaliumchlorid	Merck, Darmstadt, D
Kalziumchlorid	Sigma, Taufkirchen, D
Ketamin Inresa	Inresa Arzneimittel GmbH, Freiburg, D
Kollagen Typ I	Fluka, Buchs, CH

L-Glutamin	Gibco, Karlsruhe, D
Methanol	Merck, Darmstadt, D
Natriumazid	Roth, Karlsruhe, D
Natriumcarbonat	Merck, Darmstadt, D
Natriumchlorid	Merck, Darmstadt, D
Natriumdihydrogenphosphat	Merck, Darmstadt, D
Natriumhydrogencarbonat	Merck, Darmstadt, D
Natriumhydroxid	Merck, Darmstadt, D
Natriumnitrit	Merck, Darmstadt, D
Paraformaldehyde	Roth, Karlsruhe, D
Penicillin-Streptomycin (100x)	Sigma, Taufkirchen, D
Phenolrot	Roth, Karlsruhe, D
Poly-D-Lysine	Sigma, Taufkirchen, D
Rima Dyl	Pfizer, Berlin, D
Rompun 2%	Bayer, Leverkusen, D
Saccharose	Sigma, Taufkirchen, D
Stickstoff	Charité, Berlin, D
Tetramethylbenzidin Dihydrochlorid	Sigma, Taufkirchen, D
t-Octylphenoxypolyethoxy Ethanol (Triton X-100)	Sigma, Taufkirchen, D
Tris[hydroxymethyl]aminomethan (Trisbase)	Sigma, Taufkirchen, D
Trypsin	Gibco, Karlsruhe, D
Vectastain ABC-Kit	Linaris, Wertheim, D
Vitamin C	Sigma, Taufkirchen, D
Wasserstoffperoxid	Merck, Darmstadt, D
Xylen Cyanol FF	Sigma, Taufkirchen, D
Zitronensäure	Sigma, Taufkirchen, D

2.3 Antikörper

Produktbezeichnung	Hersteller
Anti-β-III-Tubulin	Chemicon, Hofheim, D
Goat anti-mouse Alexa Fluor 568	Molecular Probes, Leiden, NL
Goat anti-rabbit Alexa Fluor 568	Molecular Probes, Leiden, NL
Laminin rabbit anti-mouse	Sigma, Taufkirchen, D

2.4 Rekombinante Proteine

Produktbezeichnung	Hersteller
Human TRAIL + enhancer antibody	Alexis, Farmingdale, USA

2.5 Seren

Produktbezeichnung	Hersteller
Bovines Serumalbumin (BSA)	Sigma, Taufkirchen, D
Fetales Kälberserum (FCS)	Biochrom, Berlin, D
Normales Pferdeserum (NHS)	Gibco, Karlsruhe, D
Normales Ziegenserum (NGS)	Linaris, Wertheim, D

2.6 Medien

Produktbezeichnung	Hersteller
B27	Gibco, Karlsruhe, D
Basalmedium Eagle (BME)	Gibco, Karlsruhe, D
Dulbecco's Modified Eagle Medium (DMEM)	Gibco, Karlsruhe, D
Hank's Buffered Salt Solution (HBSS)	Gibco, Karlsruhe, D
Minimum Essential Medium Eagle (MEM)	Gibco, Karlsruhe, D
Neurobasalmedium	Gibco, Karlsruhe, D

2.7 Zubehör

Produktbezeichnung	Hersteller
Multischalen (4 Vertiefungen)	Nunc, Langenselbold, D
Deckgläschen	Merck, Darmstadt, D
Einfrierbox	Roth, Karlsruhe, D
Eppendorf Reaktionsgefäße (0,5/1,5/2 ml)	Eppendorf, Hamburg, D
Gussformen	Universität Zürich, CH
Immu-Mount® Eindeckelmedium	Shandon, Pittsburgh PA, USA
Insektennadeln	Fine science tools, Heidelberg, D
Kanülen (0,9 x 40 / 0,5 x 25 mm)	Braun, Melsungen, D
Küvetten	VWR, Darmstadt, D
Millicell® Membraneinsätze (0,2 µm)	Millipore, Eschborn, D
Neutralit® Teststäbchen	VWR, Darmstadt, D
Newtonmeter	Universität Zürich, CH

Objektträger	VWR, Darmstadt, D
Operationsbesteck	Fine science tools, Heidelberg, D
Pasteurpipetten	Fisher scientific, Loughborough, UK
Petrischalen (35 x 10 / 100 x 20 mm)	Nunc, Wiesbaden, D
Pipettensatz	Eppendorf, Hamburg, D
Pipettenspitzen	Eppendorf, Hamburg, D
Präparierbesteck	Aesulap, Tuttlingen, D
Prolene® Nahtmaterial	Johnson&Johnson, Noderstedt, D
Rasierklingen	Rotbart/Gilette, Kronberg, D
Silikonröhrchen	Dow Corning, Midland MI, USA
Spritzen (2 / 5 / 10 ml)	Braun, Melsungen, D
Sterilfilter	Falcon/BD, Heidelberg, D
Superfrost Plus Objektträger	Roth, Karlsruhe, D
Thermometer (bis – 80°C)	VWR, Darmstadt, D
Thermometer (bis +150°C)	VWR, Darmstadt, D
Wägeschälchen	VWR, Darmstadt, D
Wound Autoclip® Wundverschluss	BD, Heidelberg, D
Zellkulturflaschen	Nunc, Wiesbaden, D
Zellkulturplatten (6 / 12 / 24 Vertiefungen)	Falcon/BD, Heidelberg, D
Zellkulturröhrchen (15 / 50 ml)	Falcon/BD, Heidelberg, D
Zellkulturschalen quadriperm (4 Vertiefungen)	VWR, Darmstadt, D

2.8 Geräte

Produktbezeichnung	Hersteller
Binokular GZ 6	Leica, Bensheim, D
Brutschrank	Thermo Electron, Langenselbold, D
Digitale Kamera Photometric Coll Snap ES®	Visitron Systems, München, D
Digitale Kamera Intas®	Intas, Göttingen, D
Elix-5 Water Purification System	Millipore, Eschborn, D
Fluoreszenz-/Durchlichtmikroskop Olympus BX 50	Olympus, Hamburg, D
Fluoreszenz-/Durchlichtmikroskop Olympus BX 51	Olympus, Hamburg, D
Heizplatte und Rührer RCT basic	IKA Labortechnik, Staufen, D
Kryostat CM 1900	Leica, Bensheim, D
Milli-Q Synthesis A10 System	Millipore, Eschborn, D
Netzgerät Power Pac 200	Bio-Rad, München, D
pH Meter	Schott Instruments, Mainz, D
Plattenreader ELX 800	Biotech Instruments, Bad Friedrichshall, D
Schüttler Titramax 100	Heidolph, Schwabach, D
Sterilbank Antares 48	Anthos Mikrosysteme, Köln, D
Sterilbank Laminar Flow	SteAG, Pliezhausen, D
Tissue chopper	H. Sauer Laborbedarf, Reutlingen, D
Vario-Pumpsystem	Ismatec SA, Glattbrugg, D
Vibratom Microm HM650V und Kühlgerät CU65	Microm, Walldorf, D
Vortex	NeoLab, Heidelberg, D
Wasserbad E 100	Lauda, Lauda-Königshofen, D
Zentrifuge 5415 R	Eppendorf, Hamburg, D
Zentrifuge Megafuge 1.0	Thermo Electron, Langenselbold, D

2.9 Computerprogramme

Produktbezeichnung	Hersteller
Image J®	Wayne Rasband, NIH, USA
MetaMorph®	Visitron Systems, München, D
PASW Statistics 17®	SPSS, Chicago Illinois, USA

2.10 Lösungen und Puffer

Millipore Typ II Wasser

Elix-5 Water Purification System

Aus Leitungswasser:

Deionisiertes und gefiltertes Wasser, für analytische Zwecke geeignet

Phosphatpuffer pH 7,4 (PB)

0,1 M   Dinatriumhydrogenphophat (Na_2HPO_4)

0,1 M   Natriumdihydrogenphosphat (NaH_2PO_4)

in Millipore Typ II Wasser

Phosphatgepufferte Salzlösung pH 7,4 (PBS)

140 mM   Natriumchlorid (NaCl)

2,7 mM   Kaliumchlorid (KCl)

10 mM   Dinatriumhydrogenphosphat-Heptahydrat ($Na_2HPO_4 \times 7\ H_2O$)

1,8 mM   Kaliumdihydrogenphosphat (KH_2PO_4)

in Millipore Typ II Wasser

Salzsäure für pH Werteinstellung

1 M Salzsäure (HCl) in Millipore Typ II Wasser

Natronlauge für pH Werteinstellung

1 M Natriumhydroxid (NaOH) in Millipore Typ II Wasser

Neuronenmedium für Einzelzellen

96% Neurobasalmedium

1% Glutamin

1% Penicillin/Streptomycin

2% B27

Kollagenlösung

2 mg/ml Kollagen Typ I in 0,1 M Essigsäure (CH_3COOH)

Kollagen-Rekonstituierungspuffer

0,8 M   Natriumhydroxid (NaOH)

2,2 %   Natriumhydrogencarbonat ($NaHCO_3$)

in Millipore Typ II Wasser

Kollagenlösung pH 7,4

1ml Kollagenlösung
50µl DMEM Medium
100µl Rekonstituierungspuffer

Präparationsmedium für Kollagen-Kulturen

50% MEM 2-fach
50% Aqua bidest. steril
2 mM L-Glutamin
0,8% Trisbase

Inkubationsmedium für Kollagen- Kulturen

25 % NHS
25 % HBSS Medium
1 mg/L Insulin
0,8 mg/L Vitamin C
5 mM Tris[hydroxymethyl]aminomethan (Trisbase)
4 mM L-Glutamin
1 % Penicillin-Streptomycin Solution (100x)
1,2 % Glucose-20
8 g/L MEM 2-fach
43,5 mg/ml Bicarbonat

Inkubationsmedium für Matrigel- Kulturen

5% FCS
2% B27
in Neurobasalmedium

Präparationsmedium für EGFP-KoKulturen pH 7,35

50 % 2-fach MEM, steril
1 % Glutamin (2mM) (Stock 200 mM)
49 % steriles Wasser
1M HCL oder 1M NaOH (zur pH Wert-Einstellung)

Inkubationsmedium für EGFP-Kokulturen pH 7,2

25 % MEM, steril, 2-fach

20,9 % steriles Wasser

25 % BME ohne Glutamin

25 % NHS, steril

1% Glutamax (2mM) (Stock 200mM)

3,125% 20%ige Glucose (0,65%)

Anästhesie

50mg/ml Ketamin

4ml Rompun

In 0,9% NaCl-Lösung

Analgesie

2% Rima Dyl in sterilem PBS

Ringerlösung für Perfusion

8,6 g/L Natriumchlorid

0,3 g/L Kaliumchlorid

0,33 g/L Kalziumchlorid

0,17 g/L Natriumhydrogencarbonat

2,5g/L Natriumnitrit

4 ml/L Heparin

10mg/L Phenolrot

Lösungen und Puffer für DAB-Färbung

Diaminobenzidin-Lösung

1,2 g DAB in 40 ml 0,05 M Tris/HCl (pH 8,0)

ABC-Komplex
15 µl von Lösung A in 2,5 ml TBS-TX 0,3 %
15 µl Lösung B in 2,5 ml TBS-TX 0,3 %

DAB Lösung (1 ml Aliquots (0,03g)
1,2 g DAB in 40 ml 0,05 M Tris/HCl (pH 8,0)

Amonium Nickel II sulfat in 0,05 M Tris/HCl (pH 8,0)

Tris-gepufferte Salzlösung (TBS) plus Triton X-100 0,3 %
50mM Tris (6,06 g / 1L)
159 mM NaCl (8,77 g/ 1L)
0,3% Triton X-100
mit HCl auf pH 8,0 eingestellt

Fixierlösung für N.ischiadicus-Explantate
4 % Paraformaldehyd (PFA) in 0,1 M PB

Saccharosepuffer für N.ischiadicus-Explantate
0,8 M   Saccharose
0,01 %   Natriumazid (NaN$_3$)
in Millipore Typ II Wasser

Gelatinematrix für N.ischiadicus-Explantate
10% Gelatine
10% Saccharose
In 0,1 M PB

3 Methoden

3.1 Einzelzellen

Durch isolierte Betrachtung von Einzelzellen aus Hirngewebe sollte ein direkter Einfluss von TRAIL auf neuronale Zellen untersucht und charakterisiert werden. Indirekte Einflüsse von Gliazellen (Astrozyten, Mikroglia, Oligidendrozyten) wurden im Rahmen einer begrenzten Reinheit der Neuronenkulturen (1 bis 5% gliale Zellen) nahezu ausgeschlossen.

3.1.1 Versuchstiere

Für die Präparation der Einzelzellen wurden Gehirne von C57BL/6 und TRAIL-defizienten Mäusen im Embryonalstadium E15 verwendet.

3.1.2 Präparation und Kultivierung der Einzelzellen

Zunächst wurden Zellkulturplatten mit je 24 Vertiefungen mit runden Deckgläschen befüllt, mit Poly-D-Lysin (20 µg/ml) beschichtet und über Nacht warm gestellt. Am nächsten Tag wurden die Platten dreimal mit PBS gewaschen. Einer schwangeren C57BL/6 bzw. TRAIL-defizienten Maus im Stadium E15 wurden die Embryonen entnommen. Von diesen wurden die Gehirne freipräpariert und die Hirnrinde abgetrennt, zerkleinert und dreimal in HBSS gewaschen. Dann wurden 3,5 ml HBSS und 500 µl Trypsin (von der 2,5% Stocklösung) zugefügt und die Lösung für 20 Minuten bei 37 °C im Wasserbad inkubiert. Anschließend wurde das Trypsin mit 2 ml FCS neutralisiert und 100 µl DNAse (2 mg/ml) zugegeben. Nach 10 bis 30 Sekunden wurde die Lösung dreimal mit Neuronenmedium gewaschen und die Zellen vorsichtig mit einer 2ml-Pipette resuspendiert. Nach Zugabe von 10 ml Neuronenmedium wurde die Lösung bei 300 x g 5 Minuten zentrifugiert. Der Überstand wurde vorsichtig in ein neues Falcon-Röhrchen überführt und nochmals bei 1200 x g 5 Minuten zentrifugiert. Danach wurde das Pellet in warmem Neuronenmedium resuspendiert und einem Teil der Lösung aus Kortices von Wildtyp-Mäusen 400 ng/ml rekombinates TRAIL Protein und 20 µg/ml *Enhancer* bzw. nur 20µg/ml *Enhancer* zugefügt. Anschließend wurden die Zellsuspensionen ausplattiert (5 x 10^4 Zellen in 500 µl Medium pro Vertiefung) und für 2 Tage bei 37°C inkubiert.

3.1.3 Immunhistochemische Färbung der Axone

Zur Darstellung der Axone wurden die Zellen mit einem Antikörper gegen β-III-Tubulin gefärbt. Das β-III-Tubulin ist ein kleines globuläres Protein der Mikrotubuli, das ausschließlich in Neuronen exprimiert wird und sich daher sehr gut zur spezifischen Färbung dieser Zellen eignet. Um die Zellen zu fixieren wurde das Medium abpipettiert und die Platten wurden zweimal mit 0,1 M PBS gewaschen. Dann wurden die Proben für 15 Minuten in 4% PFA inkubiert und anschließend wieder zweimal mit 0,1 M PBS gewaschen. Zur Permeabilisierung der Zellmembran wurden die Zellen für 10 Minuten mit 0,2% Triton auf dem Schüttler inkubiert und anschließend eine Stunde mit 10% NGS geblockt, um unspezifische Bindungen zu verhindern. Nach Abpipettieren des NGS-Blocks wurde der Primärantikörper gegen β-III-Tubulin aufgetragen (Antikörper in 0,1 M PBS mit 1% Bovines Serumalbumin; 200 µl pro well). Die Inkubation erfolgte über Nacht bei 4 °C. Am folgenden Tag wurden die Schnitte dreimal 10 Minuten mit 0,1 M PBS gewaschen und danach der Sekundärantikörper (Antikörper in 0,1 M PBS; 200 µl pro Vertiefung) aufgetragen.

Tabelle 3.1.3: β-III-Tubulin-Färbung

Primärantikörper	Konzentration	Sekundärantikörper	Konzentration
mouse anti- β-III-Tubulin	1:500	Goat anti-mouse Alexa	1:1000

Nach einer Inkubationszeit von einer Stunde bei Raumtemperatur wurden die Präparate erneut dreimal 5 Minuten mit 0,1 M PB gewaschen und mit 5% HOECHST-Färbelösung 3 bis 4 Minuten bei Raumtemperatur inkubiert. Hierdurch wurden die Zellkerne blau angefärbt. Nach zwei weiteren Waschschritten mit 0,1 M PBS wurden die Deckgläschen mit zwei spitzen Pinzetten vorsichtig aus der Vertiefung der Zellkulturplatten gehoben und mit der beschichteten Seite (Neurone) nach unten in einen Tropfen Immu-Mount® Eindeckelmedium auf Objektträger gelegt.

3.1.4 Erhebung des Axonwachstums der Einzelzellen

Um das Axonwachstum der Einzelzellen zu quantifizieren wurden die Präparate nach zwei Tagen Kultivierung unter dem Fluoreszenzmikroskop fotografiert. Die Fotos wurden mit dem Bildbearbeitungsprogramm *Image J®* analysiert. Hierzu wurde die Länge der Axone ausgemessen. Pro Objektträger wurden 50 Zellen ausgewertet. Die statistische Auswertung erfolgte mittels PASW Statistics 17®.

3.2 Gewebekulturen

Zur Untersuchung der Reaktion eines Gewebes auf bestimmte Faktoren wurden neuronale Gewebe isoliert und unter organotypischen Bedingungen kultiviert. Der entscheidende Vorteil dieser Methode liegt in der Abwesenheit systemischer Einflüsse des Immunsystems, des Endokriniums und der Hämatostase. Durch den organotypischen Charakter bleiben jedoch gleichzeitig lokale Interaktionen, insbesondere die Funktion der Zellen im Zell- und Gewebeverband erhalten.

3.2.1 Kollagenkulturen des entorhinalen Kortex

Das limbische System setzt sich aus neokortikalen (sechsschichtiger Isokortex) und phylogenetisch älteren Kortexarealen (dreischichtiger Allokortex) zusammen. Eine zentrale Struktur des limbischen Systems ist die Hippocampusformation. Lateral vom Hippocampus im Bereich des Gyrus parahippocampalis befindet sich die Regio entorhinalis, die Afferenzen von ganz unterschiedlichen neokortikalen Arealen erhält. Es bestehen massive Faserverbindungen von der entorhinalen Rinde zum Hippocampus, deren überwiegende Mehrheit im Tractus perforans verläuft. Man nimmt an, dass die Regio entorhinalis ein Tor zum Hippocampus darstellt, der seinerseits die verschiedenen neokortikalen Eingänge auf ihren Neuheitswert hin prüft. Der Hippocampus mit seinen intrinsischen und extrinsischen Projektionen stellt ein gängiges Modellsystem zur Untersuchung des Auswachsens von Neuriten dar (132).

3.2.1.1 Versuchstiere

Für die Präparation des entorhinalen Kortex wurden C57BL/6 und TRAIL-defiziente Mäuse im Stadium p2 verwendet.

3.2.1.2 Präparation des entorhinalen Kortex

Die p2-Mäuse wurden dekapitiert und das Gehirn unter sterilen Bedingungen entnommen. Dieses wurde dann in eiskaltes Präparationsmedium gegeben. Der entorhinale Kortex wurde freipräpariert und mit einem Gewebeschneider wurden 350 µm dicke Transversalschnitte angefertigt.

3.2.1.3 Kultivierung der entorhinalen Kortexschnitte

In eine Zellkulturschale mit 4 Vertiefungen wurden in jede Vertiefung 30 µl Kollagenmedium auf ein rundes Deckgläschen (bei 200 °C gebacken) gegeben und in diesen Kollagentropfen je ein Gewebestreifen des entorhinalen Kortex eingetaucht. Anschließend wurde steriles Inkubationsmedium zugefügt, wobei zu einem Teil der Wildtyp-Präparate Medium mit rekombinantem TRAIL Protein (400 ng/ml) und *Enhancer*

(2 µg/ml) oder nur *Enhancer* (2 µg/ml) gegeben wurde. Die Kollagen-Kulturen wurden bei 37°C für 2 Tage inkubiert.

3.2.1.4 Erhebung des Faserwachstums der entorhinalen Kortexschnitte

Um das Neuritenwachstum des entorhinalen Kortex zu quantifizieren wurden die Präparate nach zwei Tagen Kultivierung unter dem Lichtmikroskop fotografiert. Die Fotos wurden mit dem Bildbearbeitungsprogramm *Image J®* analysiert. Hierzu wurden zunächst die Kontraste invertiert, sodass die auswachsenden Neuriten weiß auf grauem Untergrund dargestellt wurden. Dann wurde die Intensität in einem definierten Areal innerhalb der Gesamtfläche der ausgewachsenen Neurite gemessen und gegen den Mittelwert der Kontrollgruppe normalisiert. Die statistische Auswertung erfolgte mittels PASW Statistics 17®.

3.2.2 Transversalschnitte des embryonalen Rückenmarks

Die Isolierung des Rückenmarks und die Kultivierung in einem geeigneten Medium unter Beibehaltung der zytoarchitektonischen Geweborganisation ermöglicht es, die einzelnen Effekte bestimmter Faktoren auf das Axonwachstum systematisch zu untersuchen. Das komplexe Zusammenspiel aller Faktoren im inneren Millieu wird dabei bewusst ausgeblendet um den Schwerpunkt auf eine spezifische Interaktion zu setzen.

3.2.2.1 Versuchstiere

Für die Präparation der embryonalen Rückenmark-Schnitte wurden C57BL/6 und TRAIL-defiziente Mäuse im Embryonalstadium E13 verwendet.

3.2.2.2 Präparation des embryonalen Rückenmarks

Einer schwangeren Maus wurden am 13. Tag p.c. die Embryonen entnommen und in eine Petrischale mit Präparationspuffer gegeben. Der Embryo wurde aus der Fruchtblase gelöst, von der Nabelschnur getrennt und dekapitiert. Danach wurde der Schwanz ebenfalls abgetrennt und der Embryo entweidet. Anschließend wurde das Präparat gedreht um die dorsale Haut der Neuralleiste abzuziehen. Dann wurde der Embryo wieder zurückgedreht und mit einer spitzen Pinzette die Wirbelbögen seitlich des Rückenmarks durchtrennt. Anschließend wurden die Wirbelreste vom Rückenmark abgehoben und das Rückenmark mit einem Skalpell von den Geweberesten getrennt. Als nächstes wurden die Spinalganglien vom Rückenmark entfernt und mit dem Gewebeschneider 350 µm dicke Transversalschnitte des Rückenmarks angefertigt. Die Schnitte wurden dann in frisches

Präparationsmedium gegeben und mit dem Skalpell entlang der Mittellinie in zwei Hälften geteilt.

3.2.2.3 Kultivierung des embryonalen Rückenmarks

In eine Zellkulturschale mit 4 Vertiefungen wurden in jede Vertiefung 30 µl Kollagenmedium auf ein rundes Deckgläschen (bei 200 °C gebacken) gegeben. In jeden Kollagentropfen wurde eine Hälfte eines Gewebeschnittes gegeben und mit einer Sonde so ausgerichtet, dass er mit der Schnittfläche entlang der Mittellinie nach oben liegt. Zur Polymerisierung des Kollagens wurden die Platten für 10 Minuten in den Inkubator gestellt. Danach wurden 500 µl Inkubationsmedium mit bzw. ohne Zugabe von rekombinantem TRAIL Protein (400 ng/ml) und *Enhancer* (2 µg/ml) oder nur *Enhancer* (2 µg/ml) in jede Vertiefung gegeben und die Proben bei 37 °C für 2 Tage inkubiert.

3.2.2.4 Erhebung des Faserwachstums des embryonalen Rückenmarks

Die Auswertung erfolgte unter dem Lichtmikroskop. Auf dem größten Durchmesser eines Rückenmark-Schnittes wurde ein Lot gefällt, wodurch das Präparat in vier Quadranten eingeteilt wurde. Für jeden Quadranten erfolgte eine Gradeinteilung mit den Werten 0 für kein Faserwachstum bis 3 für stärkstes beobachtetes Faserwachstum. Aus diesen Werten wurde ein Mittelwert für jedes Präparat gebildet. Die statistische Auswertung erfolgte mittels PASW Statistics 17®.

3.2.3 Embryonale Spinalganglien

3.2.3.1 Versuchstiere

Für die Präparation der embryonalen Spinalganglien wurden C57BL/6 und TRAIL-defiziente Mäuse im Embryonalstadium E13 verwendet.

3.2.3.2 Präparation embryonaler Spinalganglien

Einer schwangeren Maus wurden am 13. Tag p.c. die Embryonen entnommen und in eine Petrischale mit HBSS gegeben. Der Embryo wurde aus der Fruchtblase gelöst, von der Nabelschnur getrennt und dekapitiert. Danach wurde der Schwanz abgetrennt und der Embryo entweidet. Anschließend wurde das Präparat gedreht um die dorsale Haut der Neuralleiste abzuziehen. Die lateralen Anteile des Embryos einschließlich der Extremitäten wurden anschließend mit einem Skalpell von der Wirbelsäule in sagittaler Schnittebene abgetrennt. Mit einer feinen Präpariernadel wurde dann die Wirbelsäule längs fixiert und mit einer zweiten Nadel das Rückenmark mit den Spinalganglien entlang der fixierenden Nadel vom restlichen Gewebe getrennt. Dann wurden die Spinalganglien freipräpariert und mit dem Skalpell vom Rückenmark abgetrennt. Anhaftende Faserreste wurden von den Ganglien entfernt, sodass man schließlich die reine ovaläre Struktur erhielt, die mit einer Pipette aufgenommen und in eine neue Petrischale mit frischem Präparationsmedium gegeben wurde.

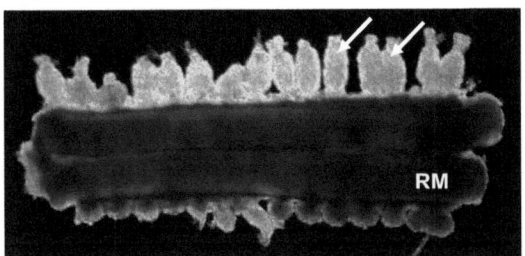

Abbildung 3.2.3.2: Murines, embryonales Rückenmark (RM) mit Spinalganglien (→). Aus Gölz & Hendrix, unveröffentlicht. Mit freundlicher Genehmigung von Prof. Dr. Sven Hendrix, Hasselt, BE.

3.2.3.3 Kultivierung embryonaler Spinalganglien

In eine Zellkulturschale mit 4 Vertiefungen wurden in jede Vertiefung 20 µl Matrigel pipettiert. Dann wurden die Spinalganglien mit einer Pipette aufgenommen und in die Geltropfen eingebracht. Anschließend wurde in jede Vertiefung 500 µl Inkubationsmedium mit bzw. ohne Zugabe von rekombinantem TRAIL Protein (400 ng/ml) und *Enhancer* (2 µg/ml) oder nur *Enhancer* (2 µg/ml) gegeben. Die Platten wurden dann für 2 Tage bei 37 °C inkubiert.

3.2.3.4 Erhebung des Faserwachstums embryonaler Spinalganglien

Nach zwei Tagen wurden die Spinalganglien bei zwei verschiedenen Belichtungsstufen fotografiert (444 ms zur Darstellung des Ganglion und 5033 ms zur Darstellung der Neurite). Mit dem Bildbearbeitungsprogramm *Metamorph®* wurde die Fläche der Neurite und die Fläche des Ganglions erfasst und die Differenz sowie der Quotient der Flächen gebildet. Die statistische Auswertung erfolgte mittels PASW Statistics 17®.

3.3 EGFP-Co-Kulturen

Grün fluoreszierendes Protein (GFP) ist ein etabliertes Markermolekül für lebende Zellen des Zentralnervensystems. Das Protein stammt aus einer Qualle und zeichnet sich durch ein helles und besonders stabiles Fluoreszenzsignal aus, das unabhängig von äußeren Substraten oder Co-Faktoren durch Energietransfer generiert wird. GFP eignet sich sehr gut zur Markierung ausgewählter Strukturen *in vivo,* da es mit einer adäquaten Lichtquelle oder unter dem Fluoreszenzmikroskop nicht-invasiv makroskopisch erkannt werden kann. Eine besonders helle und stabile Variante des GFP, das *„enhanced GFP"* (EGFP), wurde für Co-Kulturen aus Gehirnschnitten des Hippocampus und des entorhinalen Kortex verwendet. Die EGFP-Co-Kulturen sind besonders geeignet um große Mengen von Axonen zu untersuchen, die in das Zielgebiet einwachsen, da das GFP-positive Areal im GFP-negativen Hippocampus leicht detektiert werden kann (133).

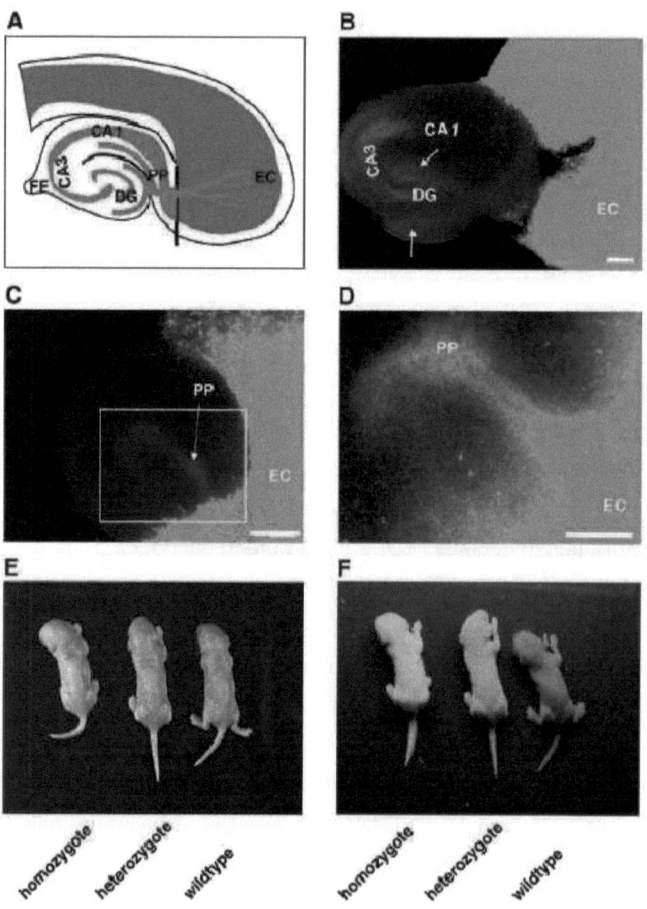

Abbildung 3.3: EGFP-Modell zur Analyse des Faserwachstums aus dem entorhinalen Kortex in den Hippocampus. (A) Schematische Darstellung des Modells. Die Neuriten der entorhinal-hippocampalen Projektionen stammen aus dem entorhinalen Kortex (EC), wachsen als EGFP-markierte Fasern des Tractus perforans (PP) in den EGFP-negativen Hippocampus und enden im Gyrus dentatus (DG). CA: Cornu ammonis. FF: Fimbriae fornices. Schwarze Linie: Grenze zwischen dem EGFP-positiven entorhinalen Kortex

und dem EGFP-negativen Hippocampus. **(B,C,D)** Fluoreszenzmikroskopische Darstellung der einwachsenden EGFP-markierten Fasern aus dem EGFP-positiven entorhinalen Kortex in den EGFP-negativen Hippocampus. Maßstab = 100μm. **(E, F)** Homozygote, heterozygote und Wildtyp-Mäuse bei Tageslicht **(E)** und unter UV-Licht **(F)**. Aus Hechler *et al.* 2006. Mit freundlicher Genehmigung von Elsevier Ltd.

3.3.1 Versuchstiere

Um die Reinnervation des denervierten Hippocampus *in vitro* zu analysieren wurden Wildtyp-Mäuse und homozygote β-Aktin-EGFP-Mäuse aus demselben Wurf verwendet. Bei der Verpaarung von heterozygoten Eltern können in einem Wurf Wildtyp-, heterozygote und homozygote Tiere entstehen. Die neugeborenen Mäuse können makroskopisch mithilfe einer Hand-UV-Lampe (254 nm / 366 nm) unterschieden werden: Wildtyp-Tiere fluoreszieren nicht und homozygote Tiere fluoreszieren sichtbar stärker als heterozygote. Für die Co-Kulturen wurde der entorhinale Kortex von homozygoten β-Aktin-EGFP-Mäusen im Stadium p2 mit dem Hippocampus von TRAIL-defizienten oder Wildtypmäusen im Stadium p2 kombiniert.

3.3.2 Präparation und Kultivierung

Die Gehirnschnitte wurden wie bereits unter Punkt 3.2.1.2 beschrieben präpariert. Es wurden 350 μm dicke Transversalschnitte des Hippocampus von TRAIL-defizienten bzw. Wildtyp-Mäusen auf Membranen aufgetragen und unter Beibehaltung der korrekten anatomischen Beziehung der Hippocampusformation an 350 μm dicke Schnitte des entorhinalen Kortex von EGFP-Mäusen gelagert. Die Proben wurden wie unter Punkt 3.2.1.3 beschrieben für 2 Tage kultiviert und anschließend in 4% PFA mit 0,5% Glutaraldehyd fixiert.

3.3.3 Messung des axonalen Einwachsens

Um das axonale Einwachsen vom EGFP-positiven entorhinalen Kortex in das EGFP-negative hippocampale Zielgewebe zu messen, wurden die Schnitte unter dem Fluoreszenzmikroskop fotografiert. Mit der MetaMorph® Bildbearbeitungssoftware wurden die Bilder analysiert und die mittlere Intensität in einem definierten Bereich bestimmt. Die Intensitäten in den EGFP/TRAIL-defizienten Kulturen wurde mit den EGFP/Wildtyp-Kulturen verglichen. Die statistische Auswertung erfolgte mittels PASW Statistics 17®.

3.4 Tiermodelle

Für sämtliche Tierversuche liegt eine Genehmigung des Landesamtes für Gesundheit und Soziales von Berlin vor. Die Genehmigungsnummer der Behörde lautet G 0131/09.

3.4.1 Rückenmark-Läsion

Läsionsmodelle an Tieren dienen dem Verständnis der zugrunde liegenden Pathophysiologie akuter Rückenmarksverletzungen und zur Evaluierung potentieller Therapien. Modelle bei denen das Rückenmark durchtrennt wird, liefern verlässliche Informationen über die Regeneration spezieller Fasertrakte. In Kontusionsmodellen ist das schwerer nachzuweisen, da die Axone oft ungleichmäßig von der Läsion betroffen sind. Der Vorteil des Kontusionsmodells liegt in einer realistischen Simulation relevanter biochemischer Kräfte. Dieses Modell ermöglicht, neuroprotektive Interventionen während der akuten pathophysiologischen Prozesse und Strategien der axonalen Regeneration in einem repräsentativen neuropathologischen Millieu nach Verletzungen zu evaluieren.(134)

3.4.1.1 Versuchstiere

Für das *in vivo* Läsionsmodell wurden 10 Wochen alte C57BL/6 und TRAIL-defiziente Mäuse verwendet.

3.4.1.2 Operation

3.4.1.2.1 Vorbereitung und Narkoseeinleitung

Zur Erzeugung von Schlaf und Schmerzfreiheit unter weitgehender Erhaltung der Reflextätigkeit, insbesondere der Schutzreflexe, wurde der Maus präoperativ eine Ketanest-Rompun-Lösung verabreicht. Diese wurde entsprechend dem Körpergewicht der Maus auf eine Subkutanspritze gezogen (10 ml/g Körpergewicht) und intraperitoneal injiziert. Durch Druck mit dem Fingernagel auf den Fuß oder durch Zusammendrücken der Zehen am Hinterfuß wurde die Wirksamkeit der Anästhesie überprüft. Der Fuß sollte dabei nicht zucken. Bei zu schwacher Narkose wurde mit Isofluran nachinhaliert, indem ein 15ml Falcon-Gefäß mit einem Isoflurangetränkten Tuch ca. 3 Sekunden vor der Schnauze der Maus geschwenkt wurde. Nach Eintreten der Narkose wurde die Maus im Nackenbereich und auf der Schädelkalotte mit einem Langhaar-Schneidegerät gegen die Fellrichtung rasiert. Dann wurde die Maus der Länge nach in Bauchlage auf eine Operationsunterlage gelegt und der Schwanz mit Klebeband fixiert. Zur Präparation des Rückenmarks wurde die thorakale Rückenhaut unter dem Binokular eingestellt.

3.4.1.2.2 Präparation und Kompression des Rückenmarks

Mit einem Skalpell wurde die Rückenhaut longitudinal paramedian ca. 2 cm lang eröffnet. Der Hautschnitt wurde kranial vor der thorakalen Kyphose angesetzt. Daran anschließend wurde die dorsale Faszie in gleicher Richtung eröffnet. Der am kranialen Schnittende gelegende nuchale Fettkörper wurde entfernt, sodass man das supraspinale Gefäß nach kranial bis zu seinem Eintritt in die Muskelschicht auf Höhe des 4. bzw. 5. thorakalen Wirbelkörpers verfolgen konnte. Von dort wurde unter Palpation bis zum 8. thorakalen Wirbelkörper (Th8) gezählt, an dem der Eingriff erfolgen sollte. In Höhe von Th8 wurden dann die paravertebralen Muskelzüge von den Querfortsetzen der Wirbel getrennt und das operative Feld mit kleinen Haken aufgespannt. Mit einer spitzen Schere erfolgte nun die Laminektomie, bei der zunächst der Bandapparat und das supraspinale Gefäß tranversal durchtrennt und anschließend auf beiden Seiten die Wirbelbögen von Th8 abgetrennt wurden. In das so entstandene rechteckige Sichtfenster wurde mit einem modifizierten Newtonmeter, dessen druckübertragender Arm um 90° gebogen ist, eine standardisierte Druckläsion (Kompression) von 10 cN über 3 Sekunden gesetzt. Mit einem nicht resorbierbaren Prolene®-Faden wurden die autochthonen Muskelzüge wieder zusammengenäht und die Haut mit einem Klammernahtgerät verschlossen.

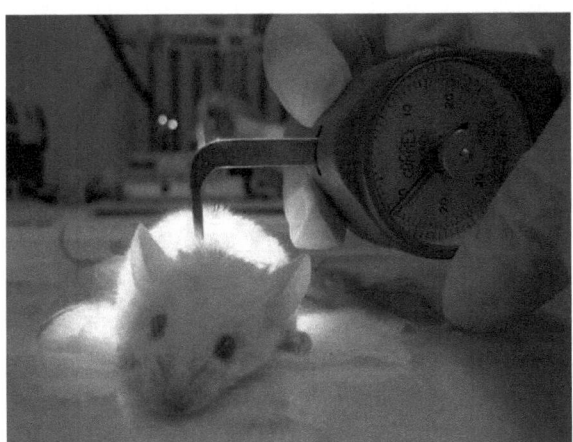

Abbildung 3.4.1.2.2: Druckläsion des Rückenmarks mit einem Newtonmeter. Mit freundlicher Genehmigung von Prof. Dr. Sven Hendrix, Hasselt, BE.

3.4.1.2.3 Präparation des Kranium und Anfärbung der Pyramidenbahn

Die rasierte Kopfhaut der Maus wurde ebenfalls leicht paramedian in sagittaler Ebene mit einem Skalpell eröffnet. Im mittleren Drittel zwischen der Sutura lambdoidea und der

Sutura sagittalis rechtsseitig wurde ein längsovales Loch in die Schädelkalotte gefräst. In den darunter liegenden motorischen Kortex wurde mit einer Hamilton-Pipette 1,2 µl biotinyliertes Dextranamin (BDA) fraktioniert in verschiedene Richtungen injiziert. Die Injektion wurde dabei zur besseren Verteilung und zur Anpassung an den Hirndruck so langsam wie möglich durchgeführt. Danach wurde das Loch mit Gelfoam®, einem blutstillenden Gelatineschwamm, bedeckt und die Haut darüber mit dem Klammernahtgerät verschlossen.

3.4.1.2.4 Postoperative Nachsorge
Die noch schlafenden Mäuse wurden in Seitenbauchlage aneinander gelagert und in einem Inkubator für ca. 5 Stunden moderat gewärmt. Der Allgemeinzustand wurde anhand der Mobilität beurteilt und überwacht. Als Analgetikum wurde postoperativ 2% Rima Dyl (10 ml/g Körpergewicht) intraperitoneal injiziert. Die Mäuse bekamen außerdem postoperativ 20% Glucose-Lösung subkutan in die Flanke injiziert (0,5 ml pro Seite).

3.4.1.3 Erhebung der postoperativen Mobilität
Die Mäuse zeigten nach der Operation unweigerlich Einschränkungen im Ausmaß der Beweglichkeit ihrer Hinterläufe. Um diese Einschränkungen zu charakterisieren, zur Verlaufsbeobachtung und zum Vergleich der beiden Gruppen wurde ab dem zweiten postoperativen Tag 2 Wochen lang zunächst jeden Tag, nach einer Woche dann jeden zweiten Tag ein Mobilitätstest nach Basso et al. (Basso Mouse Scale, BMS) durchgeführt. Das Bewegungsmuster normaler Mäuse ist gekennzeichnet durch konstantes, das Körpergewicht tragendes Laufen, eine stabile Rumpf- und Schwanzhaltung und ein leicht wieder zu erkennendes Bewegungsmuster der Vorder- und Hinterläufe. Normale Mäuse zeigen ein reproduzierbares Schrittmuster bei dem ein Schritt des Vorderlaufs synchron mit einem Schritt des kontralateralen Hinterlaufs erfolgt. Basso et al. haben eine Skala zur Bewertung des Bewegungsmusters speziell von Mäusen nach experimenteller Rückenmark-Läsion entwickelt. Die *Basso Mouse Scale* (BMS) ist ein sehr gut geeignetes präklinisches Screening-Werkzeug zur Messung der Bewegungsfähigkeit von Mäusen nach Rückenmark-Läsion, das die geforderten Eigenschaften eines Tests (a) Sensitivität, (b) Validität und (c) Reliabilität nachweislich enthält (135). Eine Bewertungsskala ist ein geeignetes Messwerkzeug der Regeneration, wenn ihre Sensitivität, Reliabilität und Validität bewiesen sind. Sensitivität ist die Fähigkeit Unterschiede im Verhaltensmuster als eine Folge von Unterschieden im Ausmaß der Verletzung darzustellen, d.h. leichte, mittlere oder schwere Rückenmark-Läsion. Reliabilität (Zuverlässigkeit) ist der Grad der Konsistenz der Bewertungspunkte zu verschiedenen Zeitpunkten, bei verschiedenen

Prüfern oder in verschiedenen Laboren. Hohe Reliabilität bedeutet, dass verschiedene Prüfer aus verschiedenen Laboren wiederholt ähnliche Punktwerte für die gleiche Maus erheben können. Validität (Gültigkeit) ist der Grad mit dem die Kategorien und Attribute der Skala wirklich verschiedene Aspekte der motorischen Rekonvaleszenz abbilden. Von allen Formen der Validität sind die wichtigsten die Augenschein-Validität (Inhaltsvalidität), die Vorhersagevalidität (Prognosevalidität) und die Kriteriumsvalidität. Die Augenschein-Validität gibt an, wie gut die Skala die Elemente der motorischen Rekonvaleszenz misst. Die Vorhersagevalidität gibt den Grad an, mit dem die Punktwerte die zugrunde liegende neurologische Schädigung prognostizieren. Kriteriumsvalidität ist das Ausmaß mit dem eine neue Skala motorische Rekonvaleszenz relativ im Vergleich mit bestehenden Methoden misst. Die Attribute und Ranglisten für die *Basso Mouse Scale* wurden aus Häufigkeitsanalysen von sieben motorischen Kategorien erstellt.

Tabelle 3.4.1.3: Punktwerte und Definitionen der Basso Mouse Scale

Punktwert	
0	Keine Bewegung im Gelenk
1	Leichte Bewegung im Gelenk
2	Umfangreiche Bewegung im Gelenk
3	Plantares Aufsetzen der Pfote mit der oder ohne die Fähigkeit das Körpergewicht zu tragen ODER gelegentliches, häufiges oder konstantes Laufen auf dem Fußrücken aber nicht auf der Sohle
4	Gelegentliches Laufen auf der Sohle
5	Häufiges oder konstantes Laufen auf der Sohle, keine Koordination ODER häufiges oder konstantes Laufen auf der Sohle, *wenig* koordiniert, Pfoten rotiert bei initialem Bodenkontakt und Anheben
6	Häufiges oder konstantes Laufen auf der Sohle, *wenig* koordiniert, Pfoten parallel bei initialem Bodenkontakt ODER häufiges oder konstantes Laufen auf der Sohle, *meistens* koordiniert, Pfoten rotiert bei initialem Bodenkontakt und Anheben
7	Häufiges oder konstantes Laufen auf der Sohle, *meistens* koordiniert, Pfoten parallel bei initialem Bodenkontakt und rotiert beim Anheben ODER häufiges oder konstantes Laufen auf der Sohle, *meistens* koordiniert, Pfoten parallel bei initialem Bodenkontakt und beim Anheben und *starke* Rumpfinstabilität
8	Häufiges oder konstantes Laufen auf der Sohle, *meistens* koordiniert, Pfoten parallel bei initialem Bodenkontakt und beim Anheben und *leichte*

	Rumpfinstabilität ODER häufiges oder konstantes Laufen auf der Sohle, *meistens* koordiniert, Pfoten parallel bei initialem Bodenkontakt <u>und</u> beim Anheben und *normale* Rumpfstabilität und Schwanz nach *unten* gehalten oder *auf- und abbewegt*
9	Häufiges oder konstantes Laufen auf der Sohle, *meistens* koordiniert, Pfoten parallel bei initialem Bodenkontakt <u>und</u> beim Anheben und *normale* Rumpfstabilität und Schwanz *immer* hoch gehalten

<u>Leicht:</u> *Bewegung umfasst weniger als den halben maximalen Bewegungsumfang des Sprunggelenks.*

<u>Umfangreich:</u> *Bewegung umfasst mehr als den halben maximalen Bewegungsumfang des Sprunggelenks.*

<u>Plantares Aufsetzen:</u> *Die Pfote wird aktiv so aufgesetzt, dass erstes und fünftes Fingerglied den Boden berühren.*

<u>Tragen des Körpergewichts:</u> *(dorsal oder plantar): Die Oberschenkel müssen soweit erhoben sein, dass das Hinterteil nahe des Schwanzansatzes von der Oberfläche abgehoben ist und die Knie während des Bewegungsablaufs nicht den Boden berühren.*

<u>Laufen (dorsal oder plantar):</u> *Fähigkeit das Körpergewicht beim Anheben der Pfote zu tragen, Vorwärtsbewegung der Gliedmaßen und beim initialen Aufsetzen ebenfalls in der Lage das Körpergewicht zu tragen.*

<u>Gelegentlich:</u> *Während genau der Hälfte oder weniger der Zeit der Vorwärtsbewegung wird gelaufen.*

<u>Häufig:</u> *Während mehr als der Hälfte der Zeit der Vorwärtsbewegung wird gelaufen.*

<u>Konstant:</u> *Laufen auf der Sohle während der gesamten Zeit der Vorwärtsbewegung bei weniger als 5 Fehlschritten (durch mediales Aufsetzen bei initialem Bodenkontakt, Absinken des Hinterteils, Absinken der Knie, Schlittern, Skoliose, Spasmen oder Schubbewegungen) oder dorsale Schritte.*

<u>Koordination:</u> *Bei jedem Schritt mit dem Vorderlauf wird synchron mit dem kontralateralen Hinterlauf ein Schritt gesetzt und die Hinterläufe wechseln sich ab während einer messbaren Bewegungsabfolge. Für eine messbare Bewegungsabfolge muss sich die Maus mit konstanter Geschwindigkeit über eine Strecke von mindestens dreifacher Körperlänge bewegen. Kurze oder unterbrochene Bewegungsfolgen können nicht für die Messung der Koordination herangezogen werden. Bei weniger als 3 Schritten erhält die Maus die Einstufung „keine Koordination".*

<u>Wenig koordiniert:</u> *Von allen messbaren Schritten (mindestens 3) sind die meisten nicht koordiniert.*

<u>Meistens koordiniert:</u> *Von allen messbaren Schritten (mindestens 3) sind die meisten koordiniert.*

<u>Pfotenstellung:</u> *Die Zehen der Pfote sind parallel zum Körper, nach außen rotiert oder nach innen rotiert.*

<u>Schwere Rumpfinstabilität:</u> *Die schwere Rumpfinstabilität kann in zwei Formen vorliegen:*

1.) Die Oberschenkel zeigen schwere statische Defizite wie extreme Neigung, starkes Wanken und/oder beinahe Zusammenbruch während des Tests.

2.) Fünf oder mehr der folgenden Ereignisse beenden das Laufen einer oder beider

    Hinterläufe: - *Hüftschlag: Die Hinterläufe schnellen seitlich zu Boden,*

        - *Spasmus: fortgesetzte Muskelkontraktion des Hinterlaufs, welche diesen in einer gebeugten oder gestreckten Position fixiert,*

        - *Skoliose: Laterale Abweichung der Wirbelsäule, die dadurch „C"-förmig statt gerade erscheint.*

<u>Leichte Rumpfinstabilität:</u> *Weniger als 5 der oben aufgezählten Ereignisse und ein leichtes Wanken der Hinterläufe. Leichte Rumpfinstabilität liegt vor, wenn Becken und Hüfte vorwiegend von einer Seite zur anderen kippen oder schwenken. Wenn der Schwanz angehoben ist, verursacht das Schwanken von Becken und/oder Hüfte Seitwärtsbewegungen des distalen Drittels des Schwanzes, welches ebenfalls als leichte Rumpfinstabilität gewertet wird.*

Normale Rumpfstabilität: Kein Neigen oder Schwanken des Rumpfes und das distale Drittel des Schwanzes ist stabil und schwingt nicht umher während der Bewegungen. Keine schwerwiegenden statischen Defizite und weniger als 5 mal Anzeichen leichter Rumpfinstabilität.

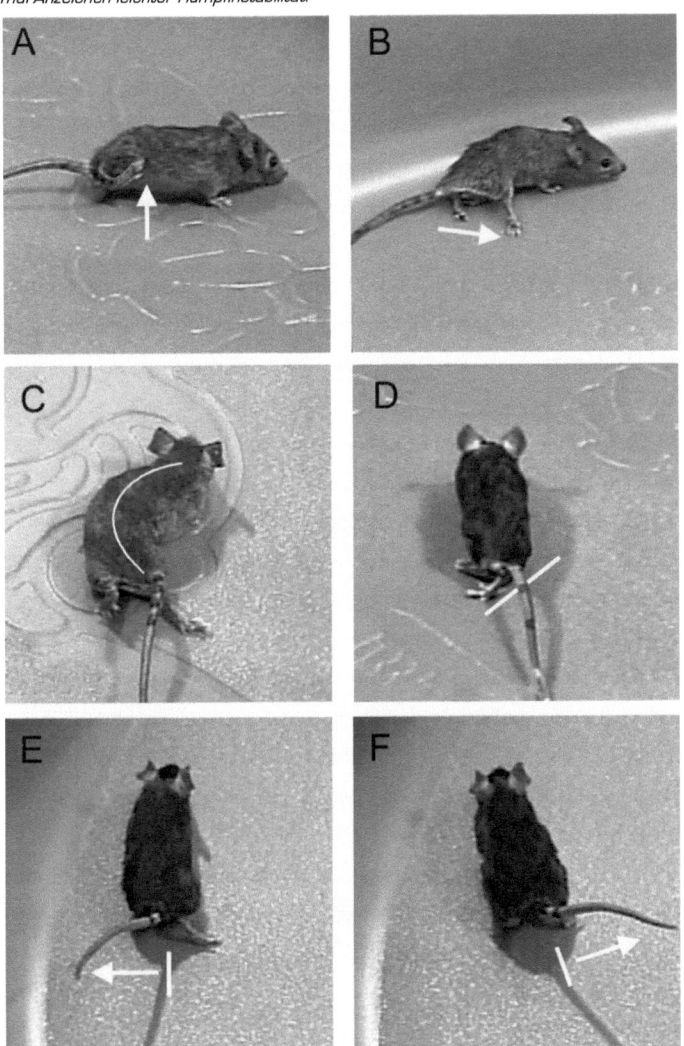

Abbildung 3.4.1.3: Bewegungsmuster, die auf eine Rumpfinstabilität hindeuten. (A) Flexorenspasmus: Der Hinterlauf ist in Flexionsstellung fixiert (→). **(B)** Extensorenspasmus: Knie und Sprunggelenk des Hinterlaufs sind komplett getreckt (→). **(C)** Skoliose, charakterisiert durch laterale Abweichung der Wirbelsäule (weiße Linie). **(D)** Deutliche Neigung des Rumpfes nach rechts (weiße Linie) und Einwärtsdrehung des rechten Hinterlaufs. **(E,F)** Leichte Rumpfinstabilität: Der Schwanz weicht bei jedem Schritt erheblich von der Mittellinie (weiße Linie) ab (Distanz dargestellt durch →). Aus Basso *et al.* 2006. Mit freundlicher Genehmigung von Mary Ann Liebert, Inc. publishers.

3.4.1.4 Fixierung und Kryostat-Schnitte

3.4.1.4.1 Perimortale Fixierung mittels Paraformaldehyd- (PFA) Perfusion
Zur Ruhigstellung, Anästhesie und Analgesie wurde der Maus entsprechend des Körpergewichts intraperitoneal Ketamin injiziert (0,1 ml/g Körpergewicht). Durch Druck auf die Hinterpfoten wurde die Tiefe der Narkose getestet. Anschließend wurde die Maus auf einer Duraporplatte, die in einer flachen Auffangschale positioniert war, in Rückenlage platziert und die Pfoten in Abduktion mit dünnen Injektionsnadeln auf der Unterlage fixiert. Dann wurden die Pumpe und das Schlauchleitungssystem mit 0,9% NaCl-Lösung gespült, um das System zu reinigen und luftfrei zu halten. Mit einer Schere wurde zunächst das Abdomen eröffnet und dann mit weiter nach proximal fortgesetzten Schnitten durch seitliches Abtrennen der Rippen der Thorax eröffnet. Das Sternum wurde zurück geklappt und fixiert. Das nun freiliegende Herz wurde an der Spitze mit einer halb geöffneten, geraden Klemme vorsichtig gehalten während mit einer spitzen Schere die linke Herzkammer inzidiert wurde. Dann wurde eine 20G Nadel mit angeschlossenem Pump- und Leitungssystem in den linken Ventrikel vorgeschoben. Die gerade Klemme wurde vollständig geschlossen um die Injektionsnadel zu fixieren und vorsichtig abgelegt. Um die Perfusion aus dem großen Kreislauf auszuleiten, erfolgte eine weitere Inzision am rechten Vorhof. Mit einer Pumpengeschwindigkeit von 40 Umdrehungen pro Minute wurden ungefähr 50 ml Ringer-Lösung durch den großen Kreislauf perfundiert. Dabei entfärbten sich zunächst die Organe (Lunge, Leber) und anschließend verließ die klare Ringer-Lösung den inzidierten rechten Vorhof. Nach 50ml wurde die Pumpe angehalten und der Ansaugschlauch luftfrei in die PFA-Saccharose-Lösung gegeben. Nach Ende der Fixierung war der gesamte Körper der Maus erhärtet. Mit einer spitzen Schere wurde dann die Rückenhaut entfernt und von distal beginnend der Wirbelkanal eröffnet um das Rückenmark frei zu präparieren. Das Rückenmark wurde entnommen und in einem 2 ml Eppendorfgefäß mit 4% PFA + 5% Saccharose bei 4 °C über Nacht gelagert.

3.4.1.4.2 Einbetten des Rückenmarks
In ein Metallgefäß wurde 2-Methylbutan gegeben und in einen Eisbehälter gestellt. Mit einem Plastiktrichter wurde dann nach und nach flüssiger Stickstoff in den Eisbehälter hineingefüllt und die Temperatur des 2-Methylbutans mit einem Thermometer kontrolliert (optimal bei -40 bis -46 °C). Danach wurde die Gussform bis zum Rand der Vertiefung mit Einbettmedium gefüllt. Das Rückenmark wurde in kranio-kaudaler Ausrichtung mit Insektennadeln im gummierten Bereich der Gussform fixiert und anschließend die Form

komplett mit Einbettmedium luftblasenfrei gefüllt. Anschließend wurde die Form vorsichtig in das 2-Methylbutan gelegt. Nach ca. 3 bis 5 Minuten, in denen das Einbettmedium komplett gefror, wurde die Form wieder herausgenommen und der gefrorene Block aus der Form gelöst. Dieser wurde dann in Alufolie eingewickelt und bei -20 °C gelagert.

3.4.1.4.3 Kryostat-Schnitte des Rückenmarks

Der gefrorene Block mit dem Rückenmark wurde zurechtgeschnitten und in einen Kryostaten eingespannt. Es wurden zunächst vom kranialen Teil des Rückenmarks in Höhe des 4. Thorakalsegments Querschnitte sowie später 25 µm dicke Sagittalschnitte angefertigt und auf Superfrost-Objektträger gezogen. Die Schnitte wurden dann ca. 2 Stunden getrocknet und bei -20°C gelagert.

3.4.1.5 Diaminobenzidin-(DAB) Entwicklung des mit biotinyliertem Dextranamin (BDA) markierten kortikospinalen Trakts

Zunächst wurden die Schnitte aufgetaut und mindestens zwei Stunden getrocknet. Zur Vorbereitung des ABC-Komplexes wurden 15 µl von Lösung A in 2,5 ml TBS-TX 0,3% und 15 µl Lösung B in 2,5 ml TBS-TX 0,3% gegeben. Dann wurden beide Lösungen zusammen gegeben, gut vermischt und 30 Minuten bei Raumtemperatur inkubiert. Danach wurden die Schnitte zweimal 10 Minuten mit TBS-TX 0,3% gewaschen, der ABC-Komplex auf die Schnitte gegeben und das Ganze bei 4 °C über Nacht stehen gelassen. Am nächsten Tag wurden die Schnitte dreimal 30 Minuten mit TBS-TX 0,3% und daran anschließend einmal für 10 Minuten mit 0,05 M Tris/HCl pH 8,0 gewaschen. Als nächstes wurden 190 ml 0,05 M Tris/HCl pH 8,0 mit 0,8 g Amonium Nickel II-Sulfat vermischt und die Schnitte darin 10 Minuten bei Raumtemperatur inkubiert. Zu der Lösung wurde dann 1 ml Aliquot DAB (=0,03 g) zugegeben und wieder gut vermischt. Nach weiteren 10 Minuten Inkubationszeit wurden der Lösung 30 µl H_2O_2 30% zugefügt. Nach erneuter Inkubationszeit (bis zum deutlichen Sichtbarwerden der Färbung) wurden die Schnitte dreimal 10 Minuten mit 0,05 M Tris/HCl pH 8,0 gewaschen und über Nacht getrocknet. Zuletzt erfolgte das Eindeckeln mit DPX nach Behandlung mit einer steigenden Alkoholreihe.

3.4.1.6 Erhebung der axonalen Reinnervation nach Rückenmark-Läsion

Unter dem Lichtmikroskop wurden zunächst die Querschnitte beurteilt um sicher zu gehen, dass die BDA-Markierung erfolgreich war. Sagittalschnitte wurden nur von den Präparaten angefertigt, die BDA-positiv waren. Die Fasern im Querschnitt wurden gezählt und später zur Normalisierung der Ergebnisse aus den Sagittalschnitten verwendet. Die

Sagittalschnitte wurden unter dem Lichtmikroskop bei 20facher Vergrößerung und starker Belichtung um den Hintergrund zu minimieren ausgewertet. Zunächst wurde das Retraktionsende des kortikospinalen Trakts eingestellt. Einige Mikrometer kaudal von diesem konnte man die Läsion als orange-rötliche ovaläre Struktur erkennen. Zwischen dem Retraktionsende und der Läsion, sowie 0,5 ; 2 und 5 mm von der Läsion entfernt wurden regenerierende Axone ausgezählt, die sich als schwarze filamentäre Strukturen vom blassgrauen Hintergrund sehr gut abheben.

3.4.2 Nerven-Transplantation

3.4.2.1 Versuchstiere

Die Experimente wurden mit Mäusen durchgeführt, die eine gelbe Variante des grün fluoreszierenden Proteins (*yellow fluorescent protein*, YFP) in einem Teil ihrer Axone exprimieren. Für die Transplantation des Nervus ischiadicus wurden 10 Wochen alte C57BL/6 und TRAIL-defiziente Mäuse verwendet.

3.4.2.2 Transplantation des N. ischiadicus

Präoperativ wurde der Maus zur Ruhigstellung, Anästhesie und Analgesie eine Ketanest-Rompun-Lösung verabreicht. Diese wurde entsprechend dem Körpergewicht der Maus auf eine Subkutanspritze gezogen (10 ml/g Körpergewicht) und intraperitoneal injiziert. Nach Eintreten der Narkose wurde die Maus vom Schwanzansatz beginnend bis zum unteren Rückenbreich mit einem Langhaar-Schneidegerät gegen die Fellrichtung rasiert. Dann wurde die Maus der Länge nach in Bauchlage auf eine Operationsunterlage gelegt und der Schwanz mit Klebeband fixiert. Die Hinterläufe wurden vom Körper abgespreizt, mit kleinen Plastikröhrchen unterlegt um die Hüfte zu beugen und mit Gummibändern an kleinen Haken auf der Unterlage fixiert. Zur Präparation des N. ischiadicus wurde der dorsale Sakralbereich unter dem Binokular eingestellt. Der N. ischiadicus ist ein peripherer Nerv des Plexus lumbosacralis. Durch das Foramen infrapiriforme zieht er auf die Streckseite des Hüftgelenkes und an der Dorsalseite des Oberschenkels, bedeckt von der ischiocruralen Muskulatur, zur Kniekehle. Dieser wurde durch einen ca. 2 cm langen Hautschnitt und Auseinanderschieben der darunter liegenden Hüftmuskulatur freipräpariert. Der Nerv der Spendermaus (TRAIL-defizient oder Kontrolle) wurde nun proximal und distal mit einer mikrochirurgischen Schere durchtrennt, sodass ein ca. 1 cm langes Präparat entnommen werden und in die Empfängermaus (YFP-exprimierend) eingesetzt werden konnte. Hierzu wurde die Empfängermaus in gleicher Weise anästhesiert und präpariert. Der N. ischiadicus der Empfängermaus wurde möglichst weit distal durchtrennt und das proximale Ende mit dem proximalen Ende des Transplantats aus der Spendermaus in der Mitte einer U-förmigen Silikonschiene aneinandergelagert. Zur Herstellung dieser Schiene wurde ein 2 mm langes Stück eines Silikonröhrchens zweimal parallel longitudinal eingeschnitten um ca. ein Drittel der Zirkumferenz über die gesamte Länge des Röhrchens zu entfernen. Zur lokalen Applikation von rekombinantem TRAIL-Protein wurde ein Gelatineschwamm mit 40 ng/ml des Liganden und 0,2 µg/ml eines *Enhancers* zur Polymerisierung des Rezeptors getränkt und um die aneinandergelagerten Nervenenden gewickelt. Mit einem 11.0 Prolene®-Faden wurden die Nerven 1 mm proximal und distal der Anlagerungstelle an der Silikonschiene fixiert. Dadurch wurde ein spannungsfreies Reparationsgebiet geschaffen, das durch die Silikonschiene unterstützt und begradigt wurde. Nach 5 Tagen Regenerationszeit wurden die Nerven entnommen und fixiert.

3.4.2.3 Fixierung und Vibratomschnitte

Zur Fixierung der Nerven-Explantate wurden die Enden der Nerven mit Faden umwickelt und auf dünne Holzstäbchen gespannt. Dann wurden sie in 15 ml Falcon-Röhrchen mit 4% PFA gegeben. Am Folgetag wurden die fixierten Nerven-Explantate in 20% Saccharose-Puffer überführt um einen besseren Gewebeerhalt zu erzielen. Nach einem weiteren Tag wurden die Nerven von den Holzstäben getrennt, indem unter dem Binokular die fixierten Enden mit einer Schere mitsamt Faden abgetrennt wurden. Zur Herstellung der Matrix zum Einbetten wurde 10% Saccharose in 0,1 M PB gelöst und auf ca. 60 °C erhitzt. Dann wurde nach und nach die Gelatine hinzugegeben, bis eine homogene Flüssigkeit entstand, die danach etwas abkühlen musste um die Proteine im Nervengewebe nicht zu denaturieren. Die Nerven wurden jeweils in ein Wägeschälchen gelegt und an den Enden mit Insektennadeln fixiert. Die Schälchen wurden mit der Gelatine gefüllt und auf Eis gestellt. Nach dem Aushärten der Gelatine wurden die Präparate aus den Schälchen gelöst und in ca. 5 mal 5 mm große Blöcke geschnitten. Aus den Blöcken wurden am Vibratom 100 µm dicke Longitudinalschnitte angefertigt und in Zellkulturplatten (12 Vertiefungen) mit 0,1 M PB überführt.

3.4.2.4 Immunhistochemische Färbung der N. ischiadicus-Explantate

Um die Architektur der Basallamina der Schwannzellen sichtbar zu machen erfolgte eine Gegenfärbung von Laminin. Die Schnitte der PFA-fixierten Nerven wurden zunächst für eine Stunde mit Methanol geblockt. Danach wurden das Methanol abpipettiert und die unspezifischen Bindungen mit 10% Normales Ziegenserum (NGS) für eine Stunde blockiert. Nach Abpipettieren des NGS-Blocks wurde der Primärantikörper gegen Laminin aufgetragen (Antikörper in 0,1 M PB mit 1% Normales Ziegenserum und 1% Triton; 300 µl pro Vertiefung). Die Inkubation erfolgte über Nacht bei 4 °C. Am nächsten Tag wurden die Schnitte dreimal 10 Minuten mit 0,1 M PB gewaschen und danach der Sekundärantikörper (Antikörper in 0,1 M PB mit 1% Normales Ziegenserum; 300 µl pro Vertiefung) aufgetragen.

Tabelle 3.4.2.4: Lamininfärbung

Primärantikörper	Konzentration	Sekundärantikörper	Konzentration
Laminin rabbit anti-mouse	1:250	Goat anti-rabbit Alexa	1:300

Nach einer Inkubationszeit von 2 Stunden bei Raumtemperatur wurden die Präparate dreimal 5 Minuten mit 0,1 M PB gewaschen, auf Objektträger gezogen und über Nacht getrocknet. Am nächsten Tag wurden die Objektträger in einer steigenden Alkoholreihe (90% Ethanol, 100% Ethanol, Xylol I und II) fixiert und mit DPX eingedeckelt. Nach dem Trocken des Eindeckelmediums konnten die Schnitte fluoreszenzmikroskopisch ausgewertet werden.

3.4.2.5 Faserauswertung

Die Auswertung erfolgte am Fluoreszenzmikroskop mit einem Rasterokular. Kurz unterhalb der Reparationsstelle wurde eine imaginäre querverlaufende Linie gezogen und alle Fasern gezählt, die diese Linie kreuzten. Die Auszählung wurde in regelmäßigen Abständen von 0,5 bis 5 mm zur Reparationsstelle wiederholt und die Summe pro Abstand zur Reparationsstelle pro Nerv gebildet. Die statistische Auswertung erfolgte mittels PASW Statistics 17®.

3.5 Auswertung und Analyse der Daten

Zur Auswertung der immunhistochemischen Färbungen der Einzelzellen, der N. ischiadicus-Explantate sowie der entorhinal-hippokampalen Gewebeschnitte, wurde ein Fluoreszenzmikroskop (Olympus BX 50 oder Olympus BX 51) verwendet, an das jeweils eine digitale Kamera (Photometric Coll Snap ES oder Intas) angeschlossen war. Die einzelnen Nervenschnitte wurden mit dem Filter für grüne Fluoreszenz angeregt und die Fasern bei 40facher Vergrößerung ausgezählt. Die Einzelzellen und die entorhinal-hippokampalen Gewebeschnitte wurden fotografiert. Um die Spinalganglien-, Rückenmark- und EC-Kulturen auszuwerten, wurde ein Lichtmikroskop verwendet (ebenfalls mit angeschlosssener Kamera). Die transversalen Rückenmark-Schnitte wurden direkt unter dem Mikroskop evaluiert, die Spinalganglien mit zwei verschiedenen Belichtungsstufen fotografiert. Alle Aufnahmen wurden im Schwarz/Weiß-Modus erstellt und als Bmp-Dateien gespeichert. Die Fotos der Einzelzellen und der EC-Kulturen wurden mit dem Bildbearbeitungsprogramm *Image J* ausgewertet. Bei den Einzelzellen wurde die Länge der Axone ausgemmesen und der Mittelwert aus ca. 50 Neuronen pro Objektträger gebildet. Bei den Fotos der ECs und der entorhinal-hippocampalen Gewebeschnitte erfolgte eine Intensitätsmessung in einem definierten Areal innerhalb der Fläche der auswachsenden Neurite. Die Analyse der BDA-gefärbten Rückenmarkschnitte erfolgte ebenfalls am Lichtmikroskop durch Auszählen der regenerierenden Axone in verschiedenen Abständen zur Läsion. Zur Messung der Flächen der Spinalganglien und der von ihnen auswachsenden Neuriten wurde das Bildbearbeitungsprogramm *MetaMorph* verwendet und aus den ermittelten Werten die Differenz gebildet. Die statistische Auswertung der Daten erfolgte unter Anwendung des Mann-Whitney-U-Tests und der Varianzanalyse (ANOVA).

3.6 Statistische Analyse

Für die statistische Auswertung der Ergebnisse wurden zunächst die Mittelwerte aus den jeweiligen Daten gebildet und anschließend die Standardabweichungen sowie die Standardfehler der Mittelwerte berechnet. Die Standardabweichung gilt als Maß für die Messwertstreuung durch zufällige Fehler.

Mit Hilfe des Mann-Whitney-U-Tests bzw. der ANOVA (Varianzanalyse) sollte herausgefunden werden, ob sich die durchschnittlichen Werte eines Versuches signifikant voneinander unterscheiden. Der Mann-Whitney-U-Test zählt zu den parameterfreien oder verteilungsunabhängigen statistischen Tests und findet seine Anwendung bei nicht-normalverteilten voneinander unabhängigen Stichproben. Ausgegangen wird hierbei von der Nullhypothese, die besagt, dass es keinen Unterschied zwischen den Medianen zweier Stichproben gibt.

Die Varianzanalyse ist ein statistisches Verfahren, das Varianzen und Prüfgrößen berechnet, um Aufschluss über die Gesetzmäßigkeiten hinter den Daten zu erlangen. Die Varianz einer oder mehrerer Zielvariable(n) wird dabei durch den Einfluss einer oder mehrerer Einflussvariablen (Faktoren) erklärt. Die Nullhypothese besagt, dass zwischen den Mittelwerten der Gruppen (die den Faktorausprägungen bzw. Faktorstufen entsprechen) kein Unterschied besteht. Die Alternativhypothese besagt, dass zwischen mindestens zwei Mittelwerten ein Unterschied besteht. Geht man beispielsweise von k = 5 Faktorstufen aus, dann ist die Alternativhypothese bestätigt, wenn sich mindestens zwei der Gruppenmittelwerte unterscheiden. Es können sich aber auch drei Mittelwerte oder vier oder alle fünf deutlich voneinander unterscheiden. Im Transplantationsmodell wurde die Signifikanz mithilfe der ANOVA getestet, da hier zwar auch zwei Gruppen miteinander verglichen wurden, aber die Zahl der Axone (Zielvariable) immer wieder in demselben Nerv nur in unterschiedlicher Entfernung von der Reparationsstelle (Einflussfaktor) erhoben wurde. Die Prüfung dieser Signifikanz erfolgte unter Verwendung des Software Programms PASW Statistics 17® von SPSS. Als Irrtumswahrscheinlichkeit wurde ein $p<0{,}05$ zugelassen. Das bedeutet, dass bei einem vom Programm errechneten Signifikanzwert kleiner als 0,05 die Nullhypothese mit einer Irrtumswahrscheinlichkeit von 5 % abgelehnt werden konnte und ein signifikanter Unterschied zwischen den Gruppen festzustellen war. Ergab sich ein größerer Wert, wurde davon ausgegangen, dass kein signifikanter Unterschied zwischen den beiden Stichproben besteht, die Nullhypothese wurde angenommen.

4 Ergebnisse

4.1 Einzelzellen

4.1.1 TRAIL-defiziente Neuronenkulturen zeigen kein verändertes Axonwachstum

Aus Kortices von C57BL/6 und TRAIL-defizienten Mäusen im Embryonalstadium E15 wurden Neurone isoliert und kultiviert. Nach 2 Tagen Inkubationszeit wurden die Neuronenkulturen mit Anti-β-III-Tubulin-Antikörpern gefärbt, um die Axone sichtbar zu machen und unter dem Fluoreszenzmikroskop fotografiert. Abbildung 4.1.1 zeigt die mittlere Axonlänge der TRAIL-defizienten Neurone im Vergleich zur mittleren Axonlänge der Kontrollen. Es besteht kein signifikanter Unterschied zwischen den beiden Gruppen. In einem nächsten Schritt sollte deshalb untersucht werden, ob exogen zugeführtes TRAIL Auswirkungen auf das Axonwachstum hat.

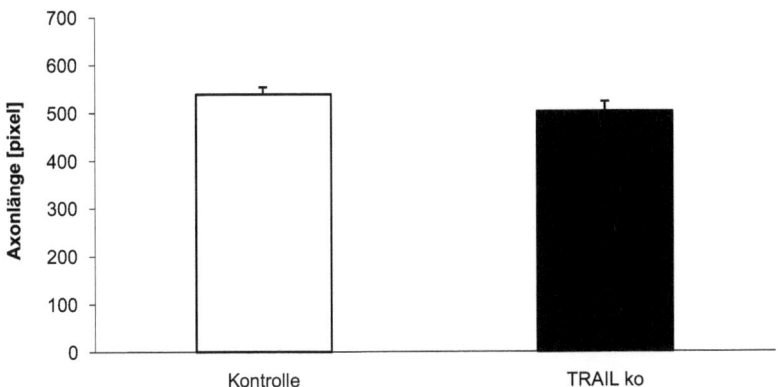

Abbildung 4.1.1: TRAIL-defiziente Neuronenkulturen zeigen kein verändertes Axonwachstum
Neuronale Einzelzellen wurden aus dem Cortex von C57BL/6 bzw. TRAIL-defizienten Mäusen im Embryonalstadium E15 isoliert. Nach zwei Tagen Inkubationszeit wurden die Zellen mit Anti-β-III-Tubulin-Antikörpern gefärbt, um die Axone sichtbar zu machen und unter dem Fluoreszenzmikroskop fotografiert. Die Fotos wurden mit einem Bildbearbeitungsprogramm analysiert, indem die Länge der Axone von ca. 50 Neuronen pro Objektträger ausgemessen wurde. Die angegebenen Werte stellen Mittelwerte ± Standardfehler des Mittelwerts dar. $n_{Kontrolle}$ = 262, $n_{TRAIL\ ko}$ = 140.

4.1.2 Vermindertes axonales Längenwachstum durch exogene Zufuhr von TRAIL

Um zu überprüfen, ob TRAIL einen direkten Effekt auf Nervenzellen ausübt, wurden Neuronenkulturen aus Kortices von C57BL/6 Mäusen im Embryonalstadium E15 mit rekombinantem TRAIL-Protein und *Enhancer*, welcher zur Polymerisierung des Rezeptors benötigt wird, behandelt. Als Kontrollen dienten Kulturen, die nur mit *Enhancer* oder gar nicht behandelt wurden. In Abbildung A sind ein unbehandeltes Neuron und ein mit rekombinatem TRAIL-Protein (plus *Enhancer*) behandeltes Neuron abgebildet. Der Pfeil weist auf das Axon. Abbildung B zeigt im Vergleich die mittlere Axonlänge der TRAIL-behandelten Neuronenkulturen, der nur mit *Enhancer* behandelten Neuronenkulturen und der Kontrollgruppe. Die mit TRAIL (plus *Enhancer*) behandelten Neuronenkulturen zeigen ein signifikant vermindertes Axonwachstum. Die Effekte von endogenem und exogenem TRAIL sollten als nächstes in organotypischen Gewebekulturen untersucht werden, um zu überprüfen ob es sich um einen direkten oder indirekten Einfluss handelt.

A

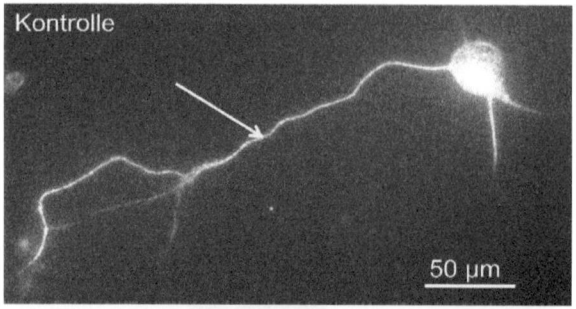

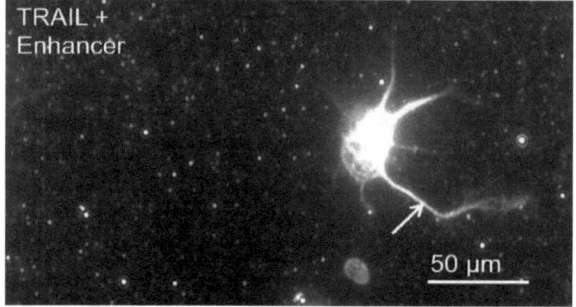

B

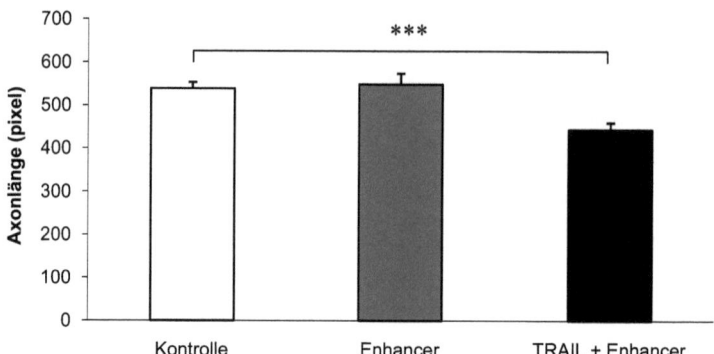

Abbildung 4.1.2: Vermindertes axonales Längenwachstum durch exogene Zufuhr von TRAIL
Neuronale Einzelzellen wurden aus dem Kortex von C57BL/6 bzw. TRAIL-defizienten Mäusen im Embryonalstadium E15 isoliert. Dem Inkubationsmedium wurden 400 ng/ml TRAIL und 2 µg/ml *Enhancer* oder nur 2 µg/ml *Enhancer* zugegeben. Die Kontrollen wurden mit Medium ohne Zusatz inkubiert. Nach zwei Tagen Inkubationszeit wurden die Zellen mit Anti-β-III-Tubulin-Antikörpern gefärbt, um die Axone sichtbar zu

machen, und unter dem Fluoreszenzmikroskop fotografiert. Die Fotos wurden mit einem Bildbearbeitungsprogramm analysiert, indem die Länge der Axone von ca. 50 Neuronen pro Objektträger ausgemessen wurde. **(A)** Fluoreszenzmikroskopische Fotos je eines Neurons mit und ohne exogene Zufuhr von rekombinantem TRAIL-Protein. Das Axon (→) des Neurons aus der unbehandelten Zellkultur ist wesentlich länger. **(B)** Axonlänge der Neurone aus unbehandelten, nur mit *Enhancer* behandelten und mit rekombinatem TRAIL-Protein plus *Enhancer* behandelten Zellkulturen. Die angegebenen Werte stellen Mittelwerte ± Standardfehler des Mittelwerts dar. $n_{Kontrolle}$ = 262, $n_{Enhancer}$ = 92, $n_{TRAIL+Enhancer}$ = 157. p < 0,001 (Man-Whitney-U Test).

4.2 Gewebekulturen

Um den Einfluss des Todesliganden TRAIL auf axonales Auswachsen im Rahmen neuroregenerativer Prozesse zu untersuchen, wurden Kulturen ausgewählter Gewebe des zentralen und peripheren Nervensystems angelegt. Die Gewebe stammen von Versuchtieren, bei denen durch partielle Deletion des kodierenden Gens kein TRAIL exprimiert wird (136). Anhand dieses Modells sollte geklärt werden, ob die Abwesenheit eines spezifischen Zytokins aus der TNF-α Familie *in vitro* axonales Wachstum in neuronalem Gewebe beeinflusst. Hierfür wurden Rückenmark-Schnitte, Hinterstrangganglien und Explantate des entorhinalen Kortex (EC) in einer dreidimensionalen Kollagenmatrix bzw. in Matrigel® kultiviert. Die Explantate stellen hierbei ein gut etabliertes Modell für einen mechanisch gesetzten Primärschaden dar.

4.2.1 Verstärktes Auswachsen von Neuriten in TRAIL-defizienten Gehirnschnitten des entorhinalen Kortex

Nach Kultivierung organotypischer Hirnschnitte des entorhinalen Kortex von TRAIL-defizienten Mäusen wurde das Auswachsen der Neurite quantifziert und mit EC-Kollagenen von Wildtyp-Mäusen verglichen. In Abbildung A ist jeweils am oberen Bildrand der entorhinale Kortex einer TRAIL-defizienten und einer Wildtyp-Maus mit der konkaven, ursprünglich dem Hippocampus zugewandten Seite zu erkennen. Von diesem findet das Auswachsen der Neurite (weiße Pfeile) in die Kollagenmatrix statt. In Abbildung B ist das Axonwachstum der TRAIL-defizienten Schnitte als prozentuale Steigerung der Intensität gegenüber der Intensität der Kontrollgruppe (definiert als 100%) dargestellt. Die Intensität steht hierbei für die Dichte der auswachsenden Fasern. Die Werte aus der TRAIL defizienten Gruppe wurden gegen die Werte der Kontrollgruppe normalisiert. In den Hirnschnitten des entorhinalen Kortex von TRAIL-defizienten Mäusen konnte ein signifikant stärkeres Auswachsen von Neuriten im Vergleich zu den Wildtypen nachgewiesen werden. Diese Daten weisen daraufhin, dass im Gehirn die Abwesenheit von TRAIL begünstigend auf das Auswachsen von Neuriten in den Ursprungszellen (in diesem Fall Neurone des entorhinalen Kortex) wirkt.

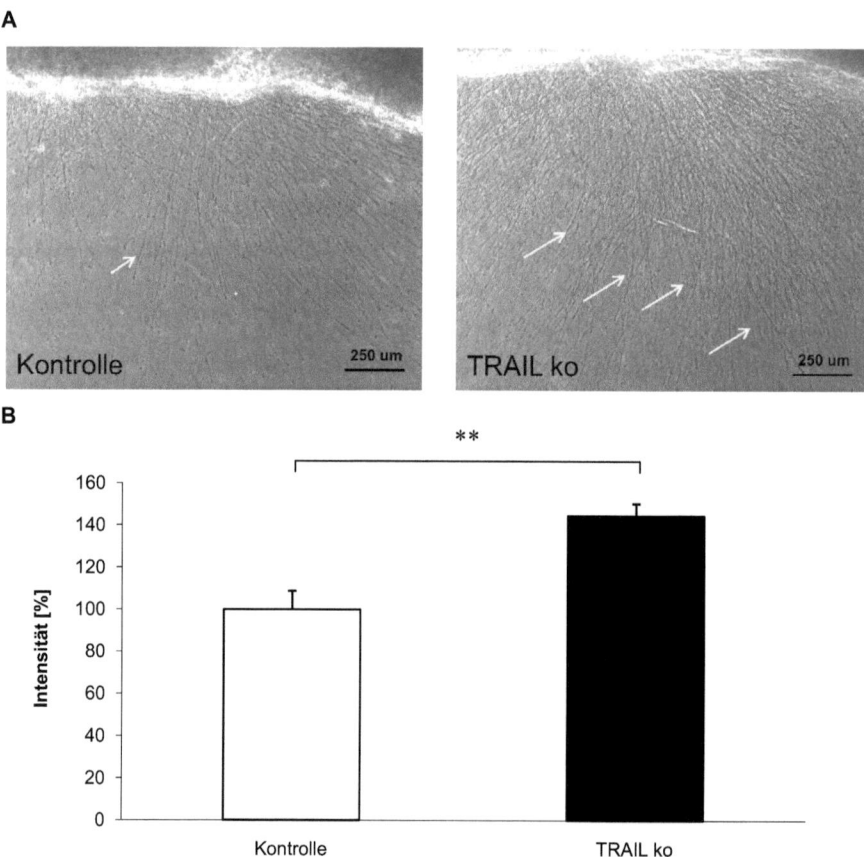

Abbildung 4.2.1: Verstärktes Auswachsen von Neuriten in TRAIL-defizienten Gehirnschnitten des entorhinalen Kortex

Von C57BL/6 und TRAIL-defizienten Mäusen im Stadium p2 wurde der entorhinale Kortex präpariert und mit einem Gewebeschneider in 350 µm dicke Transversalschnitte geteilt. Die Schnitte wurden in einen Kollagentropfen gebettet und mit 500 µl Medium umgeben. Nach 2 Tagen Inkubationszeit wurden die Schnitte fotografiert und die mittlere Intensität der Neurite in einem definierten Areal mithilfe eines Bildbearbeitungsprogramms ermittelt. (A) Lichtmokroskopische Fotos der auswachsenden Neurite (→) entorhinalen Kortex von TRAIL-defizienten und Wildtyp-Mäusen. (B) Intensität der Neurite gemessen in einem definierten Areal. Die Intensität der TRAIL-defizienten Schnitte ist als prozentuale Abweichung von der Intensität der Kontrollgruppe (definiert als 100%) dargestellt. Die angegebenen Werte stellen Mittelwerte ± Standardfehler des Mittelwerts dar. $n_{Kontrolle}$ = 36, $n_{TRAIL\ ko}$ = 33. p = 0,001 (Man-Whitney-U Test).

4.2.2 Verstärktes Auswachsen von Neuriten in TRAIL-defizienten Rückenmark-Schnittkulturen

Es wurden Transversalschnitte des Rückenmarks von TRAIL-defizienten Mäusen im Embryonalstadium E13 kultiviert. Nach zwei Tagen Inkubationszeit wurde das Auswachsen von Neuriten mit entsprechenden Gewebekulturen von Wildtyp-Mäusen verglichen. In Abbildung A ist ein Transversalschnitt eines Wildtyp- und eines TRAIL-defizienten Rückenmarks nach 2 Tagen Inkubation dargestellt. Die Pfeile weisen auf auswachsende Neurite. Abbildung B zeigt die quantitative Erhebung des Faserwachstums der transversalen Rückenmarkschnitte. Die beiden Säulen stellen jeweils den Mittelwert der auf einer Skala von 0 bis 3 erhobenen Dichtegrade der auswachsenden Neurite für Test- und Kontrollgruppe dar. Bei den Rückenmark-Schnitten der TRAIL-defizienten Mäuse konnte ein signifikant besseres Neuritenwachstum im Vergleich zu den Wildtypen nachgewiesen werden. Diese Daten weisen daraufhin, dass die Abwesenheit von TRAIL begünstigend auf das Auswachsen von Neuriten in den Ursprungszellen wirkt.

A

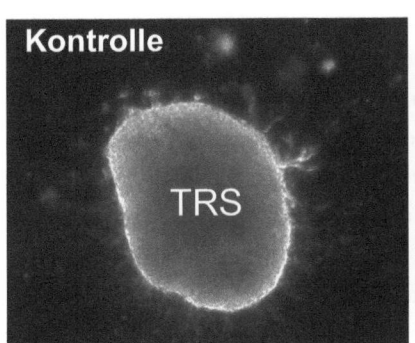 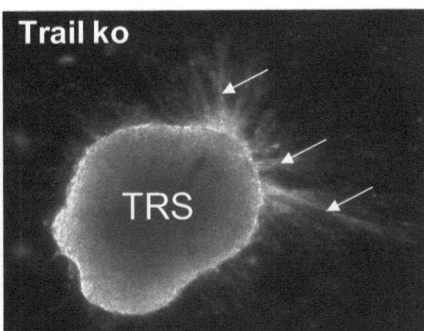

B

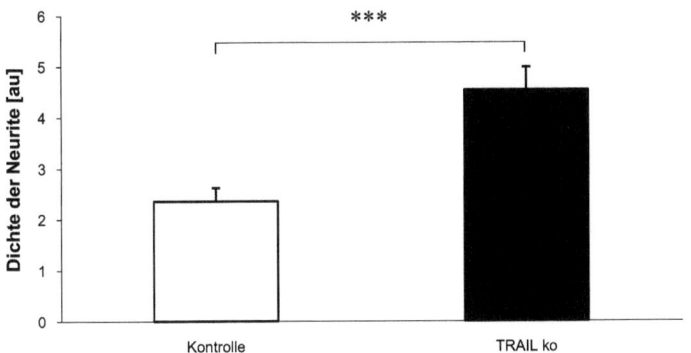

Abbildung 4.2.2: Verstärktes Auswachsen von Neuriten in TRAIL-defizienten Rückenmark-Schnittkulturen

Es wurden Gewebekulturen des Rückenmarks von C57BL/6 und TRAIL-defizienten Mäusen im Embryonalstadium E13 angelegt. Hierzu wurden mit einem Gewebeschneider vom thorakalen Teil des Rückenmarks 350µm dicke Transversalschnitte angefertigt. Die Schnitte wurden entlang des Sulcus medianus in zwei Hälften geteilt und jede Hälfte wurde in einen Kollagentropfen gesetzt. Die Schnittfläche des Sulcus medianus wurde dabei nach oben orientiert. Nach der Polymerisierung des Kollagens wurden 500 µl Medium hinzugefügt. **(A)** Lichtmikroskopische Fotos von transversalen Rückenmarkschnitten (TRS) und auswachsenden Neuriten (→). **(B)** Nach 2 Tagen Inkubationszeit wurde die Dichte der auswachsenden Neurite auf einer Skala von 0 (kein) bis 3 (starkes) Auswachsen bewertet. Die angegebenen Werte stellen Mittelwerte ± Standardfehler des Mittelwerts dar. n = 28. $p < 0{,}001$ (Man-Whitney-U Test).

4.2.3 Exogenes TRAIL hat keinen Einfluss auf das Auswachsen von Neuriten in organotypischen Schnittkulturen des entorhinalen Kortex und des Rückenmarks

Durch Zugabe von 400 ng/ml rekombinantem TRAIL-Protein und 2 µg/ml *Enhancer* (zur Polymerisierung des Rezeptors) zum Inkubationsmedium sollte überprüft werden, welchen Effekt exogen zugeführtes TRAIL auf das Auswachsen von Neuriten in neuronalem Gewebe hat. Gehirnschnitte des entorhinalen Kortex und Transversalschnitte des Rückenmarks von C57BL/6 Mäusen wurden wie unter Punkt 3.2.1 und 3.2.2 ausführlich beschrieben präpariert, inkubiert und ausgewertet. Der Vergleich des Faserwachstums von Gehirnschnitten, die mit TRAIL und *Enhancer* behandelt wurden mit Gehirnschnitten, die nur mit *Enhancer* behandelt wurden und mit unbehandelten Kontrollen ist in Abbildung A dargestellt. Das Axonwachstum der TRAIL-behandelten Schnitte und der nur mit *Enhancer* behandelten Schnitte ist als prozentuale Abweichung von der Intensität der Kontrollgruppe (definiert als 100%) aufgetragen. Die Intensität steht hierbei für die Dichte der auswachsenden Fasern. Abbildung B zeigt die Ergebnisse der mit TRAIL und *Enhancer* behandelten transversalen Rückenmark-Schnitte im Vergleich zu Rückenmark-Schnitten, die nur mit *Enhancer* behandelte wurden und im Vergleich zu unbehandelten Kontrollen. Die drei Säulen stellen jeweils den Mittelwert der, auf einer Skala von 0 bis 3 erhobenen, Dichtegrade der auswachsenden Neurite für TRAIL-behandelte Schnitte, *Enhancer*-behandelte Schnitte und Kontrollgruppe dar. Diese Daten weisen daraufhin, dass die exogene Zufuhr von TRAIL in einer Konzentration von 400 ng/ml keinen Einfluss auf das Auswachsen von Neuriten in organotypischen Schnittkulturen des entorhinalen Kortex und des Rückenmarks hat.

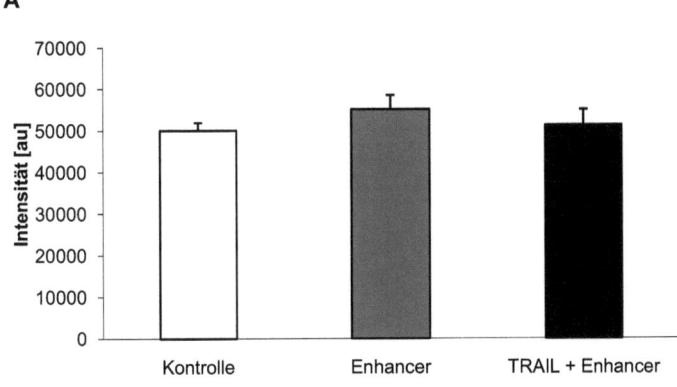

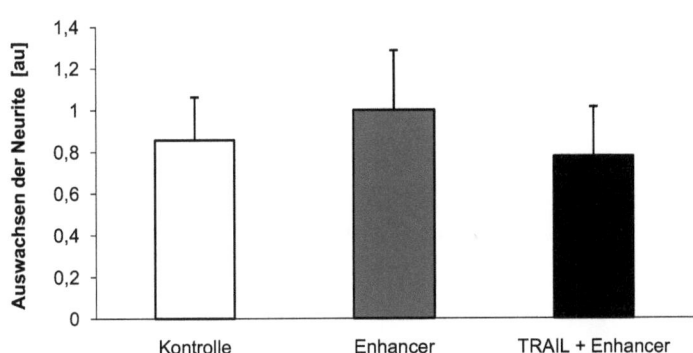

Abbildung 4.2.3: Exogenes TRAIL hat keinen Einfluss auf das Auswachsen von Neuriten in organotypischen Schnittkulturen des entorhinalen Kortex und des Rückenmarks
Gehirnschnitte des entorhinalen Kortex und Transversalschnitte des Rückenmarks von C57BL/6 Mäusen wurden wie in Abbildung 4.2.1 und 4.2.2 beschrieben präpariert, inkubiert und ausgewertet. Dem Inkubationsmedium wurden entweder 400 ng/ml TRAIL und 2 µg/ml *Enhancer* oder nur 2 µg/ml *Enhancer* zugegeben. Die Kontrollen wurden mit Medium ohne Zusatz inkubiert.
(A) Intensität der TRAIL-behandelten Schnitte des entorhinalen Kortex im Vergleich zur Intensität der nur mit *Enhancer* behandelten Schnitte und der ungehandelten Kontrollgruppe. Die Intensität steht hierbei für die Dichte der auswachsenden Neurite. $n_{Kontrolle} = 24$, $n_{Enhancer} = 24$, $n_{TRAIL+Enhancer} = 21$.
(B) Summe der auf einer Skala von 0 bis 3 erhobenen Dichtegrade der ausgewachsenen Neuriten nach 2 Tagen Inkubation mit TRAIL und *Enhancer*, nur *Enhancer* und unbehandelt. $n_{Kontrolle} = 14$, $n_{Enhancer} = 17$, $n_{TRAIL+Enhancer} = 18$. Die angegebenen Werte stellen Mittelwerte ± Standardfehler des Mittelwerts dar.

4.2.4 Verstärktes Auswachsen von Neuriten in TRAIL-defizienten Spinalganglien

Die Ergebnisse der Gewebekulturen von Gehirn und Rückenmark haben gezeigt, dass die Abwesenheit von TRAIL einen förderlichen Einfluss auf das Auswachsen von Neuriten in den Ursprungszellen hat. Dieser Effekt sollte nun auch im peripheren Nervensystem untersucht werden. Hierfür wurden Spinalganglien von TRAIL-defizienten Mäusen im Embryonalstadium E13 kultiviert. Abbildung A zeigt die Bildbearbeitung zur Analyse des Neuritenwachstums. In Abbildung B ist je ein Ganglion eines Wildtyp- und eines TRAIL-defizienten Versuchstiers dargestellt. Durch die gewählte Belichtungszeit sind die Neuriten besonders gut zu erkennen, die Kontur des Ganglions ist nicht sichtbar. Eine quantitative Darstellung des Axonwachstums bei TRAIL-defizienten Spinalganglien im Vergleich zu entsprechenden Wildtypen zeigt Abbildung C. Die beiden Säulen stellen jeweils den Mittelwert der Differenz zwischen der Fläche der auswachsenden Neurite und der Fläche des Ganglion für Test- und Kontrollgruppe dar. Bei den Ganglien der TRAIL-defizienten Mäuse konnte ein signifikant besseres Neuritenwachstum im Vergleich zu den Wildtypen nachgewiesen werden. Diese Daten weisen daraufhin, dass die Abwesenheit von TRAIL auch im peripheren Nervensystem begünstigend auf das Auswachsen von Neuriten in den Ursprungszellen wirkt.

A

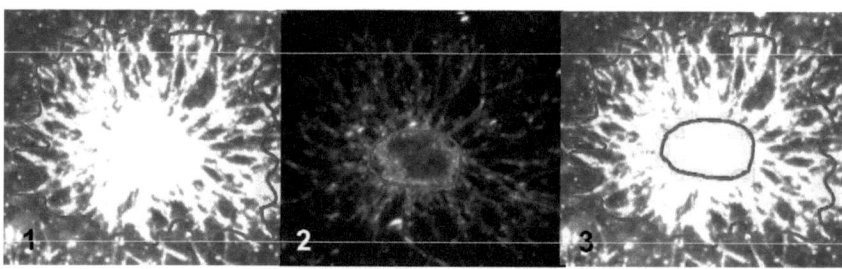

B

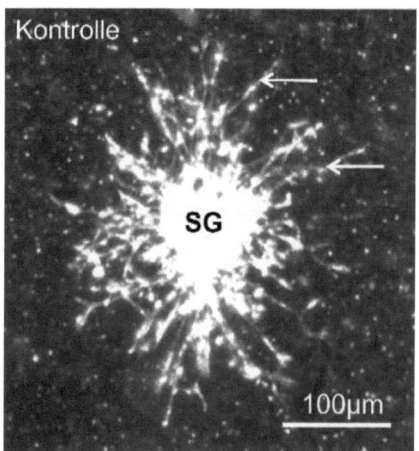
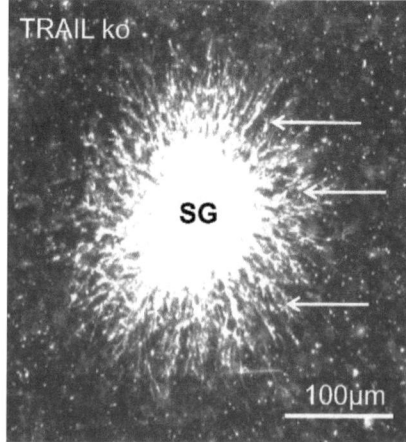

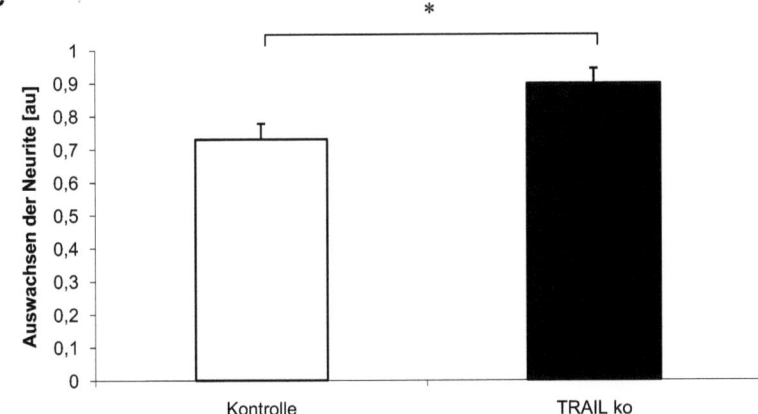

Abbildung 4.2.4: Verstärktes Auswachsen von Neuriten in TRAIL-defizienten Spinalganglien
Spinalganglien von C57BL/6 und TRAIL-defizienten Mäusen im Embryonalstadium E13 wurden präpariert und in einen Tropfen Matrigel® gebettet und in 500 µl Medium 2 Tage inkubiert. **(A)** Zur Auswertung wurden die Ganglien mit zwei verschiedenen Belichtungszeiten fotografiert um die Fläche (1) der Neurite beziehungsweise (2) des Ganglion hervorzuheben. (3) Die Differenz dieser beiden Flächen wurde bestimmt. **(B)** Lichtmikroskopische Fotos von Spinalganglien (SG) und auswachsenden Neuriten (→). **(C)** Graphische Darstellung des Neuritenwachstums von TRAIL-defizienten Spinalganglien und Kontrollen. Die angegebenen Werte stellen Mittelwerte ± Standardfehler des Mittelwerts dar. $n_{Kontrolle}$ = 35, $n_{Trailko}$ = 43. $p < 0,05$ (Man-Whitney-U Test).

4.2.5 Exogenes TRAIL hat keinen Einfluss auf das Auswachsen von Neuriten in Spinalganglien

In organotypischen Kulturen von Gewebe des PNS sollte nun ebenfalls der Effekt von exogen zugeführtem TRAIL untersucht werden. Spinalganglien von C57BL/6 Mäusen wurden wie unter Punkt 3.2.3 beschrieben präpariert, inkubiert und ausgewertet. Abbildung 4.2.5 zeigt die Ergebnisse der mit TRAIL (plus *Enhancer*) behandelten Ganglien im Vergleich zu Ganglien, die nur mit *Enhancer* behandelt wurden und im Vergleich zu unbehandelten Kontrollen. Die drei Säulen stellen jeweils den Mittelwert der Flächendifferenz für TRAIL-behandelte Ganglien, *Enhancer*-behandelte Ganglien und Kontrollgruppe dar. Diese Daten weisen daraufhin, dass die exogene Zufuhr von TRAIL in einer Konzentration von 400 ng/ml auch im PNS keinen Einfluss auf das Auswachsen von Neuriten in organotypischen Schnittkulturen hat.

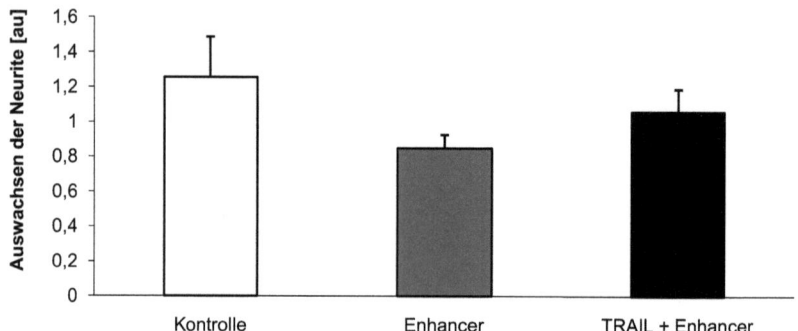

Abbildung 4.2.5: Exogenes TRAIL hat keinen Einfluss auf das Auswachsen von Neuriten in Spinalganglien
Spinalganglien von C57BL/6 Mäusen im Embryonalstadium E13 wurden wie in Abbildung 4.2.4 beschrieben präpariert, inkubiert und ausgewertet. Dem Inkubationsmedium wurden entweder 400 ng/ml TRAIL und 2 µg/ml *Enhancer* oder nur 2 µg/ml *Enhancer* zugegeben. Die Kontrollen wurden mit Medium ohne Zusatz inkubiert. Die Abbildung zeigt die Differenz zwischen der Fläche der ausgewachsenen Neurite und der Fläche der Ganglien nach 2 Tagen Inkubation mit TRAIL und *Enhancer*, nur *Enhancer* und unbehandelt. $n_{Kontrolle} = 11$, $n_{Enhancer} = 20$, $n_{TRAIL+Enhancer} = 11$. Die angegebenen Werte stellen Mittelwerte ± Standardfehler des Mittelwerts dar.

4.3 EGFP Co-Kulturen

Aufbauend auf den bisher gewonnenen Erkenntnissen über den Einfluss des Todesliganden TRAIL auf das Auswachsen von Neuriten im ZNS und PNS sollte nun die Reinnervation und hierbei insbesondere der Aspekt der Wegfindung *(path finding)* untersucht werden. Es sollte die Frage geklärt werden, ob und wie TRAIL nicht nur das Auswachsen der Neurite von der Ursprungszelle sondern auch das Einwachsen in das Zielgewebe beeinflusst.

4.3.1 Vermindertes Einwachsen von Neuriten in Kokulturen von EGFP-markierten entorhinalen Kortex- und TRAIL defizienten Hippocampus-Schnitten

Mit dem Modell der oragnotypischen Co-Kulturen von EGFP-markierten entorhinalen Kortex- und TRAIL-defizienten Hippocampus-Schnitten wurde die Fähigkeit der Neurite nach Läsion das Zielgewebe zu Reinnervieren *in vitro* untersucht. Der entorhinale Kortex von β-Aktin-EGFP-Mäusen und der Hippocampus von TRAIL- defizienten bzw. Wildtyp-Mäusen wurde unter Berücksichtigung der korrekten anatomischen Beziehungen in

Kollagen kultiviert. Die mit einem grünen Fluoreszenzfarbstoff markierten Fasern des entorhinalen Kortex sind in dem nicht-fluoreszierenden Hippocampus der TRAIL-defizienten und der Wildtyp-Mäuse sehr gut zu erkennen. Abbildung A zeigt fluoreszenzmikroskopische Fotos der Co-Kulturen von EGFP-markierten Schnitten des entorhinalen Kortex (EC) und TRAIL-defizienten bzw. Wildtyp-Hippocampus-Schnitten. In Abbildung B ist die Intensitätsmessung der aus dem entorhinalen Kortex in den Hippocampus einwachsenden EGFP-markierten Fasern dargestellt. Die Reinnervation des TRAIL-defizienten Hippocampus durch EGFP-exprimierende Fasern ist deutlich geringer als in den Co-Kulturen mit Hippocampus-Schnitten von Wildtyp-Mäusen. Im Vergleich zu den zuvor genannten Ergebnissen zeigt sich ein gegenteiliger Effekt, da in der Abwesenheit von TRAIL die Reinnervation des Zielgewebes verringert ist.

A

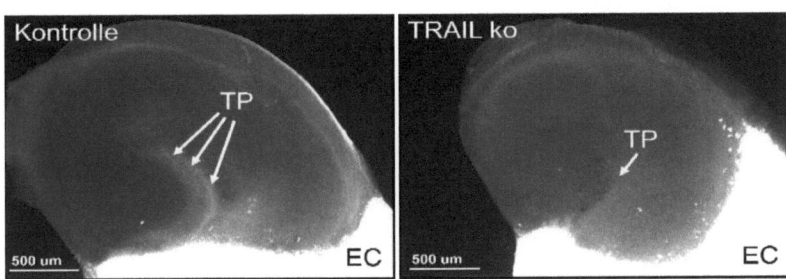

B

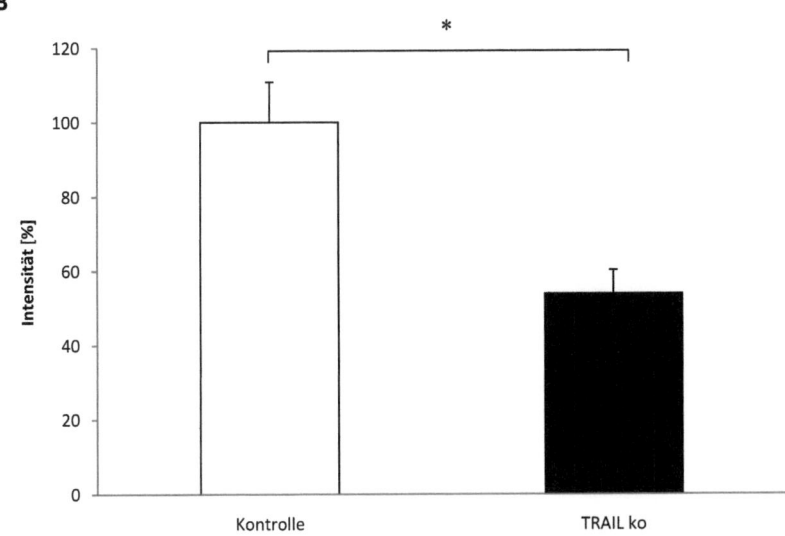

Abbildung 4.3.1: Vermindertes Einwachsen von Neuriten in Co-Kulturen von EGFP-markierten entorhinalen Kortex- und TRAIL-defizienten Hippocampus-Schnitten
(A) β-Actin-EGFP-exprimierende Hirnschnitte des entorhinalen Kortex (EC) transgener Mäuse wurden mit Hippocampus-Schnitten von TRAIL-defizienten Mäusen bzw. Wildtyp-Mäusen co-kultiviert. Nach 2 Tagen Inkubationszeit wurde die Reinnervation des Hippocampus durch die Analyse des Einwachsens grün-fluoreszierender Fasern des Tractus perforans (PP) quantifiziert.
(B) Quantifizierung der einwachsenden Fasern durch Intensitätsmessung. Die erhobenen Werte für die Co-Kulturen mit TRAIL-defizienten Hippocampus-Schnitten geben den prozentualen Anteil an der gemessenen Intensität der Kontrollen an. Die angegebenen Werte stellen Mittelwerte ± Standardfehler des Mittelwerts dar. n= 12. p < 0,05 (Man-Whitney-U Test).

4.3.2 Verstärktes Einwachsen von Neuriten in Co-Kulturen von EGFP-markierten entorhinalen Kortex- und Wildtyp-Hippocampus-Schnitten nach Zugabe von rekombinantem TRAIL-Protein

In Analogie zu den organotypischen Gewebekulturen in Kollagen wurden auch die EGFP-Co-Kulturen mit rekombinantem TRAIL-Protein behandelt. Bei diesem Versuch stellte sich heraus, dass die Zugabe des Liganden zu einer verstärkten Reinnervation des Hippocampus führte, obwohl die Gabe von TRAIL in den Kollagen-Kulturen des entorhinalen Kortex keinen Effekt hatte. In Abbildung A sind fluoreszenzmokroskopische Aufnahmen der Co-Kulturen mit den vom entorhinalen Kortex (EC) über den Tractus perforans (TP) in den Hippocampus einwachsenden grün-fluoreszierenden Fasern dargestellt. Abbildung B zeigt den Vergleich der Intensitätsmessungen der mit TRAIL (plus *Enhancer*), der nur mit *Enhancer* und der unbehandelten Co-Kulturen. Hiermit wurde gezeigt, dass die exogene Zufuhr von TRAIL in Co-Kulturen des entorhinalen Kortex und des Hippocampus einen regenerationsfördernden Effekt hat.

A

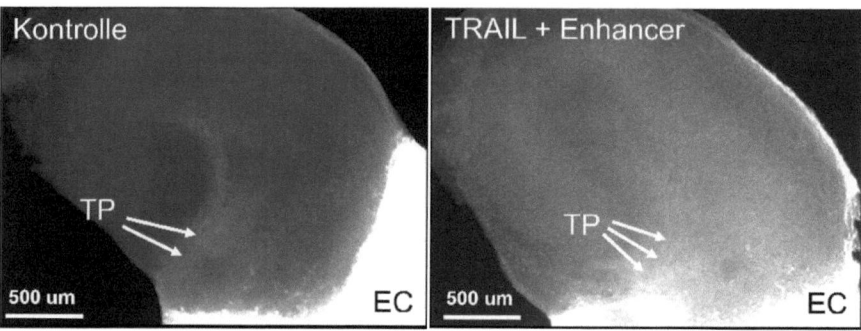

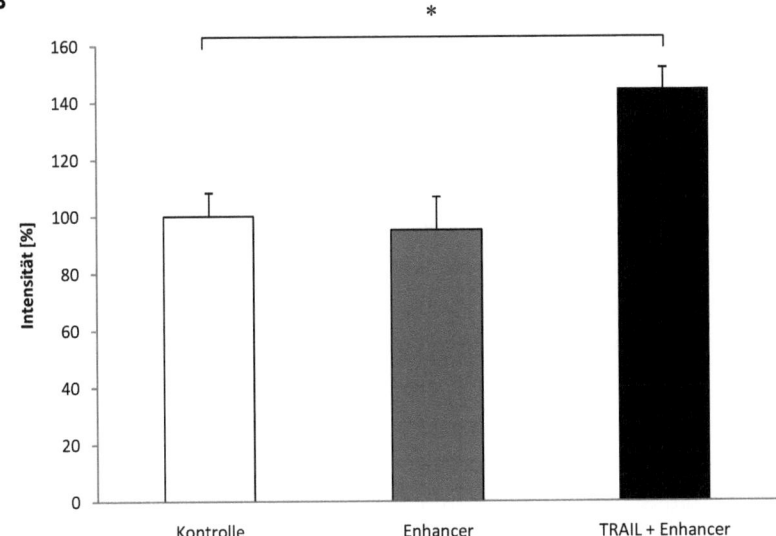

Abbildung 4.3.2: Verstärktes Einwachsen von Neuriten in Co-Kulturen von EGFP-markierten entorhinalen Kortex- und Wildtyp-Hippocampus-Schnitten nach Zugabe von rekombinantem TRAIL-Protein

(A) β-Actin-EGFP-exprimierende Hirnschnitte des entorhinalen Kortex (EC) transgener Mäuse wurden mit Hippocampus-Schnitten unter Zugabe von rekombinantem TRAIL-Protein und *Enhancer* (zur Polymerisierung des Rezeptors) oder nur mit *Enhancer* oder ohne Zugabe von Faktoren co-kultiviert. Nach 2 Tagen Inkubationszeit wurde die Reinnervation des Hippocampus durch die Analyse des Einwachsens grünfluoreszierender Fasern des Tractus perforans (PP) quantifiziert.

(B) Quantifizierung der einwachsenden Fasern durch Intensitätsmessung. Die angegebenen Werte stellen Mittelwerte ± Standardfehler des Mittelwerts dar. $n_{Kontrolle}$= 15, $n_{Enhancer}$ =18, $n_{TRAIL+Enhancer}$=16. p = 0,01 (Man-Whitney-U Test).

4.4 Läsionsmodelle

4.4.1 Läsion im kortikospinalen Trakt (Rückenmarkläsionsmodell)

Durch mechanische Kompression des Rückenmarks sollte das Verhalten der Axone im kortikospinalen Trakt von TRAIL-defizienten Mäusen nach akuter mechanischer Schädigung untersucht werden. Das Kontusionsmodell der experimentellen Rückenmark-Läsion bei Mäusen stellt hierbei eine geeignete Methode dar, die biomechanischen und neuropathologischen Prozesse nach Trauma des Rückenmarks beim Menschen zu simulieren (134).

4.4.1.1 Vermindertes axonales Einwachsen bei TRAIL-defizienten Mäusen

Bei TRAIL defizienten Mäusen wurde im Bereich des 8. Thorakalwirbels eine Laminektomie durchgeführt und anschließend mit einem modifizierten Newtonmeter eine definierte Druckläsion (Kompression) von 10 cN über 3 Sekunden gesetzt. Gleichzeitig wurde der kortikospinale Trakt durch Injektion von biotinyliertem Dextranamin (BDA) in den Motorcortex markiert. Am 14. postoperativen Tag wurden die Tiere perfundiert und von dem mittleren Teil des entnommenen Rückenmarks wurden 25 µm dicke Kryostatschnitte angefertigt. Die Schnitte wurden dann mit Diaminobenzidin (DBA) gefärbt, um den kortikospinalen Trakt sichtbar zu machen. Unter dem Lichtmikroskop hebt sich der Fasertrakt deutlich sichtbar schwarz gefärbt vom umliegenden Gewebe ab. An seinem Ende sind die Fasern aufgetrieben und zwiebelartig verdickt, was typisch für das proximale Axonende nach Wallerscher Degeneration ist. Die Läsion ist wenige Mikrometer kaudal vom Retraktionsende des kortikospinalen Trakts als eine orange-rötlich schimmernde oväläre Struktur zu erkennen. Im Bereich zwischen dem Retraktionsende des kortikospinalen Trakts und dem Zentrum der Läsion sowie 0,5 ; 2 und 5 mm von der Läsion entfernt wurden regenerierende Axone gezählt, die als schwarze filamentäre Strukturen deutlich vom blassgrauen umliegenden Gewebe zu unterscheiden sind. In Abbildung A ist je ein sagittaler Rückenmarkschnitt einer TRAIL-defizienten und einer Wildtyp-Maus abgebildet. Das Retraktionsende des kortikospinalen Trakts und regenerierende Fasern distal der Läsion sind in den vergrößerten Ausschnitten dargestellt. In Abbildung B ist die mittlere Zahl der Axone in den Rückenmarkschnitten der TRAIL-defizienten Mäuse im Vergleich zu den Wildtypen an verschiedenen Stellen innerhalb des Präparats dargestellt. Während im Bereich zwischen dem Retraktionsende des kortikospinalen Trakts und dem Zentrum der Läsion mehr regenerierende Axone bei den TRAIL defizienten Mäusen gezählt werden konnten, sind in einem Abstand von 5 mm von der Läsion keine Axone zu finden. Die Wildtypmäuse weisen in einem Abstand von 5 mm von der Läsion signifikant mehr regenerierende Axone auf, als die TRAIL defizienten Mäuse. Diese Daten zeigen ein vermindertes axonales Einwachsen in Abwesenheit von TRAIL.

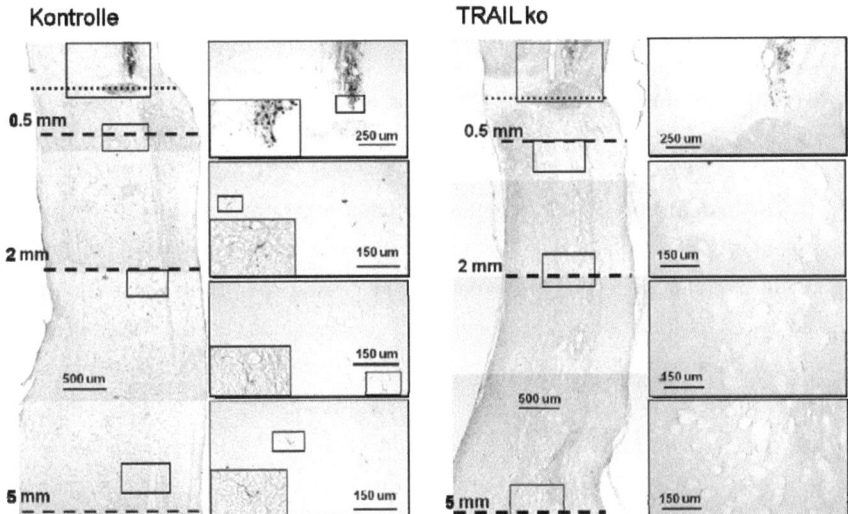

Abbildung 4.4.1.1: Läsion im kortikospinalen Trakt - Vermindertes axonales Einwachsen bei TRAIL-defizienten Mäusen

In Höhe des 8. Thorakalwirbels (Th8) wurde bei adulten C57BL/6 und TRAIL-defizienten Mäusen eine mechanische Rückenmark-Läsion gesetzt. Der kortikospinale Trakt wurde durch Injektion von biotinyliertem Dextranamin (BDA) in den Motorcortex markiert. 14 Tage nach der Läsion wurden die Mäuse perfundiert und es wurden Sagittalschnitte mit einem Kryostat angefertigt. Die Schnitte wurden anschließend mit

Diaminobenzidin gefärbt um die BDA-Markierung sichtbar zu machen. Unter dem Lichtmikroskop wurden die regenerierenden Axone in verschiedenen Abständen zur Läsion ausgezählt. **(A)** Lichtmokroskopische Darstellung der Rückenmarkschnitte von TRAIL-defizienten und Wildtyp-Mäusen. In der Vergrößerung das schwarzgefärbte Retraktionsende des kortikospinalen Trakts und regenerierende Fasern in verschiedenen Abständen zur Läsion. **(B)** Regenerierende Axone distal der Läsion. Die angegebenen Werte stellen Mittelwerte ± Standardfehler des Mittelwerts dar. n = 7.

4.4.1.2 TRAIL defiziente Mäuse zeigen nach Läsion geringere Mobilität

Zur Evaluierung der Mobilität nach traumatischer Rückenmark-Läsion sowie der Erfassung einer potentiellen funktionellen Wiederherstellung, wurde das Bewegungsmuster der Mäuse ab dem 2. postoperativen Tag in regelmäßigen Abständen nach den Kriterien einer von Basso *et al.* entwickelten Skala *(Basso Mouse Scale)* erhoben. Diese Skala ist ein sehr gut geeignetes präklinisches Screening-Werkzeug zur Messung der Bewegungsfähigkeit von Mäusen nach Rückenmark-Läsion (135). Jedes Tier bekam einen Punktwert von 0 für komplette Paralyse der Hinterläufe bis 9 für normale Bewegungsfähigkeit. Zur Bewertung wurde die Stellung der Hinterpfoten auf dem Boden in Bezug zur Körperachse, das Bewegungsausmaß des Sprunggelenks, die Fähigkeit der Hinterläufe das Körpergewicht zu tragen, die Rumpfstabilität und die Schwanzhaltung miteinbezogen. Außerdem wurde das Schrittmuster auf Häufigkeit und Koordination geprüft. Hierzu sollte das Tier wenigstens 3 Schritte auf einer geraden Strecke laufen. Abbildung 4.4.1.2 zeigt die mittleren Punktwerte der TRAIL defizienten Mäusen im Vergleich zur Kontrollgruppe zu verschiedenen Zeitpunkten. Zunächst erhielt jedes Tier den Punktwert 9 für normale Mobilität. Unmittelbar nach experimenteller Rückenmarksverletzung wurde allen Tieren der Punktwert 0 für komplette Paralyse der Hinterläufe zugeordnet. Mit Beginn des zweiten postoperativen Tages wurde die Bewegungsfähigkeit mithilfe der BMS dokumentiert. Die Bewegungsfähigkeit der Wildtypmäuse liegt zu jedem Zeitpunkt über der der TRAIL-defizienten Mäuse. Nach zwei Wochen Regenerationszeit zeigen die TRAIL-defizienten Mäuse eine signifikant geringere Mobilität als die Kontrollgruppe. Die Abwesenheit von TRAIL hat demnach einen negativen Einfluss auf den klinischen Verlauf und die Rückgewinnung der motorischen Fähigkeiten nach Rückenmark-Läsion.

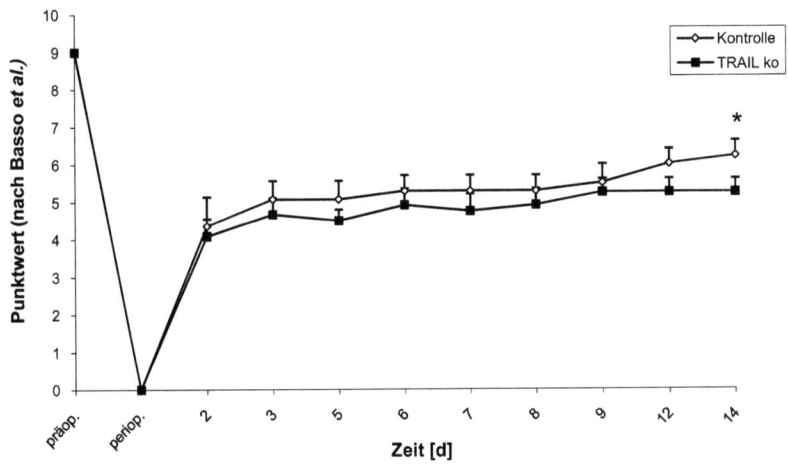

Abbildung 4.4.1.2: Läsion im kortikospinalen Trakt – TRAIL-defiziente Mäuse zeigen nach Läsion geringere Mobilität

Mit Beginn des 2. postoperativen Tages wurde bei den Versuchstieren für die Dauer von zwei Wochen die Bewegungsfähigkeit mithilfe einer von Basso et al. entwickelten Punkteskala (Basso Mouse Scale) erhoben. Auf einer Skala von 0 für komplette Paralyse der Hinterläufe bis 9 für normales Bewegungsmuster wurden verschiedene Aspekte der Bewegung (Pfotenstellung, Fähigkeit das Körpergewicht zu tragen, Schrittführung, Koordination, Rumpfstabilität) bewertet. Die angegebenen Werte stellen Mittelwerte ± Standardfehler des Mittelwerts dar. $n_{Kontrolle} = 7$, $n_{TRAIL\ ko} = 6$. $p < 0,05$ (Man-Whitney-U test)

4.4.2 Läsion des Nervus ischiadicus

Durch Transplantation eines peripheren, gemischten Nervs sollte das Einwachsen der Axone in das Zielgewebe untersucht werden. Als Empfängertiere dienten Mäuse, die in ihren Axonen gelb fluoreszierendes Protein (YFP) exprimieren, wodurch diese unter dem Mikroskop sehr leicht einzeln detektierbar sind. Als Spender dienten entweder TRAIL-defiziente Mäuse oder Wildtyp-Mäuse mit dem gleichen genetischen Hintergrund.

4.4.2.1 Vermindertes axonales Einwachsen nach Läsion in peripheren Nerven von TRAIL-defizienten Mäusen

In einem Transplantationsmodell eines peripheren Nervs wurde in vivo die axonale Regeneration untersucht. Hierzu wurde der N. ischiadicus von transgenen Mäusen verwendet, die in einer Subpopulation ihrer Axone YFP exprimieren (72). Der Nerv wurde durchtrennt und das proximale Ende über eine Silikonschiene mit einem Transplantat des N. ischiadicus einer TRAIL-defizienten oder einer Wildtyp-Maus verknüpft. Nach einer Regenerationszeit von 5 Tagen wurden die Transplantate entnommen, histologisch aufgearbeitet und analysiert. Unter dem Fluoreszenzmikroskop sind so die gelb-grünlich leuchtenden Axone sehr gut gegen die rot umrandeten Schwannzell-Hüllen abzugrenzen. Die YFP-markierten Axone, die aus dem proximalen YFP-positiven Teil des Transplantats in das distal angeknüpfte TRAIL-defiziente bzw. Wildtyp-Transplantat eingewachsen waren, konnten unter dem Fluoreszenzmikroskop sehr gut einzeln sichtbar gemacht und auf ihrem Weg über die Reparationsstelle hinweg bis mehrere Millimeter in das distale Nervenende hinein verfolgt und ausgezählt werden. Abbildung A gibt einen Überblick der Regenerationsprozesse im N. ischiadicus. Dargestellt sind Longitudinalschnitte des N. ischiadicus von 100 μm Dicke unter dem Fluoreszenzmikroskop aufgenommen. Das proximale Ende befindet sich links, die Reparationsstelle ist vertikal ausgerichtet und der Spendernerv (TRAIL-defizient oder Wildtyp) befindet sich rechts im Bild. Die sensorischen und motorischen Axone, die YFP exprimieren, zeigen eine gelb-grünliche Farbe, während die Laminin-enthaltende Basalmembran rot gefärbt ist. Abbildung B zeigt die Anzahl der Axone, die in verschiedenen Abständen von der Reparationsstelle im distalen TRAIL-defizienten und im Wildtyp-Nervenende erfasst wurde. Mit diesem Transplantationsmodell des N. ischiadicus konnte gezeigt werden, dass signifikant weniger Axone über mehrere Millimeter hinweg in das TRAIL defiziente Transplantat einwachsen als in das Wildtyp-Transplantat. Die Abwesenheit von TRAIL im Zielgewebe im PNS *in vivo* verursacht somit in Analogie zu den Co-Kulturen des ZNS *in vitro* (siehe Punkt 4.3.1) eine geringere Reinnervation. Das bedeutet, dass enodgenes TRAIL im Zielgewebe sowohl im ZNS als auch im PNS Axonwachstum fördert.

A

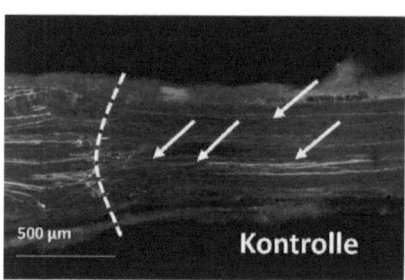 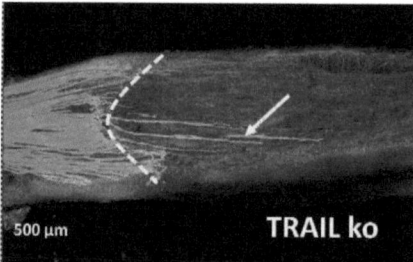

B

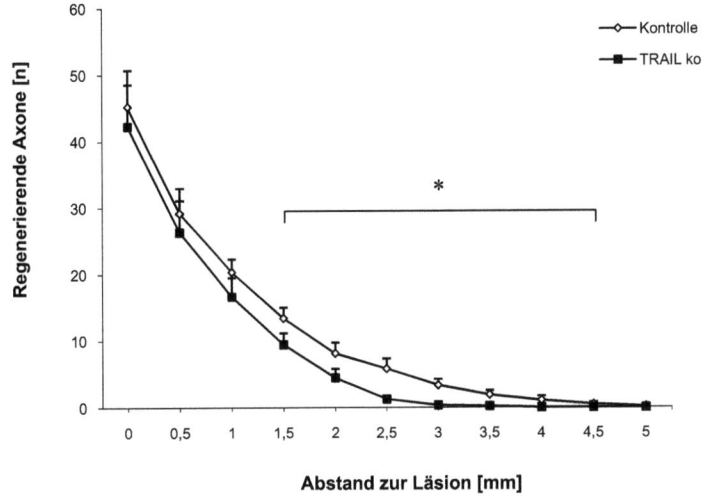

Abbildung 4.4.2.1: Vermindertes axonales Einwachsten nach Läsion peripherer Nerven von TRAIL-defizienten Mäusen
Ein etwa 10 mm langes Stück des N. ischiadicus einer erwachsenen C57BL/6 oder TRAIL-defizienten Spender-Maus wurde in eine YFP-exprimierende Maus transplantiert. Nach 5 Tagen Regenerationszeit wurde das Transplantat entnommen und es wurden longitudinale Vibratomschnitte angefertigt. Die Schnitte wurden unter dem Fluoreszenzmikroskop analysiert und die Anzahl regenerierender Axone in verschiedenen Abständen von der Reparationsstelle wurde erhoben. **(A)** Fluoreszmikroskopische Fotos der Nervenschnitte, links YFP-positiver Empfängernerv, rechts YFP-negativer Spendernerv mit einwachsenden Axonen (→). **(B)** Regenerierende Axone distal der Läsion. Die angegebenen Werte stellen Mittelwerte ± Standardfehler des Mittelwerts dar. $N_{Kontrolle}$ = 17, $n_{TRAIL\ ko}$ = 15. $p < 0,05$ (ANOVA).

4.4.2.2 Verstärktes axonales Einwachsen nach Läsion in peripheren Nerven und lokaler Gabe von rekombinantem TRAIL-Protein

Als nächstes stellte sich die Frage, ob durch die Zugabe des Liganden im peripheren *in vivo*-Modell ein Effekt auf die axonale Regeneration festzustellen ist. Hierzu wurde das Transplantationsexperiment wiederholt, diesmal jedoch nur mit Nerven-Explantaten aus 10 Wochen alten C57BL/6 Spender-Mäusen. In Abbildung A sind fluoreszenzmikroskopische Bilder von Longitudinalschnitten des N. ischiadicus dargestellt. Das proximale Ende befindet sich oben, die Reparationsstelle ist horizontal ausgerichtet und der Spendernerv befindet sich unten im Bild. Die YFP-exprimierenden Axone zeigen eine gelb-grünliche Farbe, während die Laminin-enthaltende Basalmembran rot gefärbt ist. Abbildung B zeigt die Anzahl der Axone, die in verschiedenen Abständen von der Reparationsstelle im

TRAIL-behandelten und im Wildtyp-Nerven erfasst wurde. Mit diesem Versuch konnte gezeigt werden, dass unter lokaler Gabe von TRAIL signifikant mehr Axone über mehrere Millimeter hinweg in das Transplantat einwachsen als ohne Zugabe des Liganden. Somit wurde durch die lokale Gabe des Liganden im Vergleich zu den Experimenten mit TRAIL-defizienten Nerven-Explantaten ein gegenteiliger, regenerationsfördernder Effekt erzielt. Es konnte gezeigt werden, dass die Zugabe von rekombinantem TRAIL-Protein zur Förderung der Regeneration führt, was mit der beobachteten Abnahme der Regeneration in TRAIL-defizienten Mäusen konsistente Daten liefert.

A

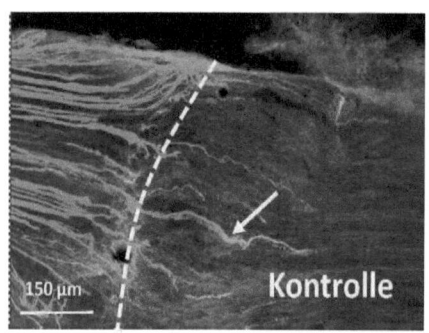 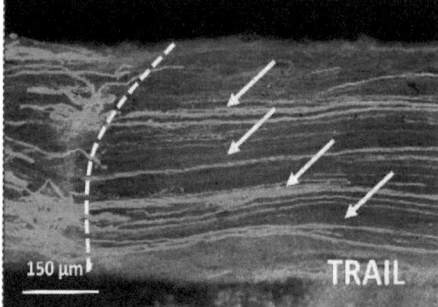

Empfängernerv   Spendernerv

B

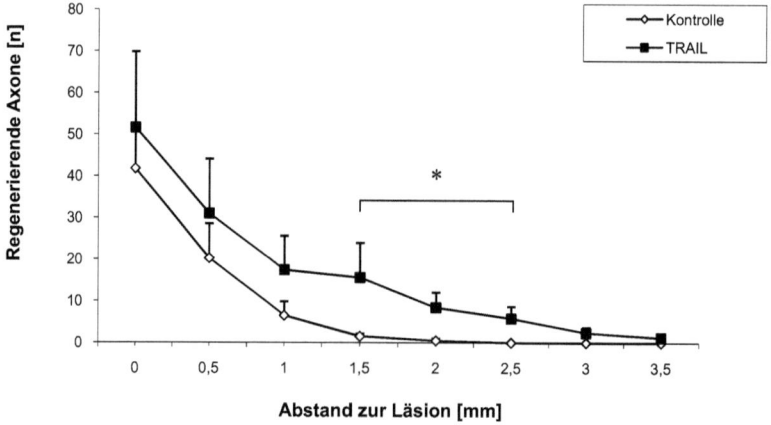

Abbildung 4.4.2.2: Verstärktes axonales Einwachsen nach Läsion peripherer Nerven und lokaler Gabe von rekombinantem TRAIL-Protein

Ein etwa 10 mm langes Stück des N. ischiadicus einer erwachsenen C57BL/6 Spender-Maus wurde in eine YFP-exprimierende Maus transplantiert. Ein mit 40 ng/ml rekombinantem TRAIL-Protein und 0,2 µg/ml Enhancer (zur Polymerisierung des Rezeptors) getränkter Gelatine-Schwamm wurde um die Reparationsstelle gewickelt. Der mechanisch rekonstruierte Nerv wurde in eine Silikonschiene gebettet und an den Enden dieser Schiene mit einer Naht fixiert. Nach 5 Tagen Regenerationszeit wurden die Transplantate entnommen und es wurden longitudinale Vibratomschnitte angefertigt. Die Schnitte wurden unter dem Fluoreszenzmikroskop analysiert und die Anzahl regenerierender Axone in verschiedenen Abständen von der Reparationsstelle wurde erhoben. **(A)** Fluoreszenzmikroskopische Fotos der Nervenschnitte, oben YFP-positiver Empfängernerv, unten YFP-negativer Spendernerv mit einwachsenden Axonen (→). **(B)** Regenerierende Axone distal der Läsion. Die angegebenen Werte stellen Mittelwerte ± Standardfehler des Mittelwerts dar. $n_{Kontrolle} = 4$, $n_{rTRAIL} = 5$. $p < 0{,}05$ (ANOVA).

5 Diskussion

In der vorliegenden Arbeit konnte gezeigt werden, dass der Todesligand TRAIL sowohl fördernde als auch hemmende Effekte auf neuroregenerative Prozesse im ZNS und PNS hat. Die Abwesenheit von TRAIL hatte keinen Einfluss auf Neuronenkulturen während die exogene Zufuhr von rekombinantem TRAIL-Protein zu einem verminderten axonalen Längenwachstum der Neurone führte. Dies ließ zunächst vermuten, dass TRAIL durch die Induktion der Apoptose einen negativen Einfluss auf axonale Regenerationsprozesse hat. In organotypischen Schnittkulturen des Rückenmarks und des entorhinalen Kortex sowie in Kulturen von Spinalganglien wurde gezeigt, dass die Abwesenheit dieses Liganden zu vermehrtem Auswachsen von Neuriten führt. Endogenes TRAIL in neuronalem Ursprungsgewebe ist somit förderlich für das Auswachsen von Neuriten. In organotypischen Co-Kulturen des entorhinalen Kortex und des Hippocampus ist hingegen die Reinnervation des TRAIL-defizienten Hippocampus vermindert. was darauf schließen lässt, dass für eine erfolgreiche Regeneration TRAIL im Zielgewebe vorhanden sein muss. In einem Transplantationsmodell eines peripheren Nervs ist ebenfalls das axonale Einwachsen in ein TRAIL-defizientes Implantat vermindert. Versuche mit einem weiteren Läsionsmodell bestätigten dieses Ergebnis, denn nach mechanischer Läsion des Rückenmarks ist die Zahl regenerierender Axone in TRAIL-defizienten Mäusen distal der Läsion geringer. Unter Einbeziehung der Ergebnisse der Schnittkulturen lässt sich daher vermuten, dass die Axone zwar stärker aussprossen aber nicht in der Lage sind, über mehrere Millimeter hinweg zu regenerieren. Bewegungsanalysen der Tiere mit Rückenmark-Läsion ergaben eine schlechtere postoperative Mobilität der TRAIL-defizienten Mäuse, die nach zwei Wochen signifikant geringer war. Somit hat die Abwesenheit des Liganden auch Einfluss auf das klinische Leistungsvermögen gezeigt. Durch exogene Zufuhr von TRAIL konnte zwar nicht in den Schnittkulturen, jedoch in den EGFP-Co-Kulturen und im Nerventransplantationsmodell ein regenerationsfördender Effekt nachgewiesen werden. Das lässt vermuten, dass die Regeneration im Zielgebiet durch lokale Gabe von TRAIL gefördert werden kann, was einen vielversprechenden Therapieansatz bei der Behandlung traumatischer Schädigung des Nervensystems bietet.

5.1 TRAIL im Zentralnervensystem

Neurologische Schäden des erwachsenen Zentralnervensystems der Säugetiere verursachen dauerhafte Defizite mit einer stark eingeschränkten Fähigkeit zu funktioneller Wiederherstellung. Entzündungsprozesse können verheerende Auswirkungen auf das Gehirn haben, welches nur sehr begrenzte Möglichkeiten der Regeneration aufweist. Daher besitzt das Gehirn wie in der Einleitung erwähnt, verschiedene Anpassungsmechanismen um die Induktion und Expression einer entzündlichen Immunantwort zu begrenzen. Der Todesligand TRAIL gehört zur TNF/NGF-Protein-Superfamilie und gewann große Aufmerksamkeit durch seine Toxizität gegenüber maligne entarteten Zellen. Weitere Eigenschaften des TRAIL/TRAIL-Rezeptor-Systems sind immunoregulatorische Funktionen und die Fähigkeit, auch in nicht-transformierten Zellen Apoptose zu induzieren. Es konnte gezeigt werden, dass Mitglieder der TNF-Familie zur Aufrechterhaltung des Immunprivilegs im ZNS beitragen. Der CD95-Todesligand wurde auf Astrozyten von Nagetieren und Menschen nachgewiesen (27). Diese Astrozyten zerstören T-Zellen über Interaktionen von CD95 mit seinem Liganden (137). Außerdem konnte gezeigt werden, dass auch Neurone des ZNS den CD95-Liganden auf ihrer Oberfläche exprimieren und Apoptose in T-Zellen induzieren (138). Das Gehirn verwendet demnach den CD95-Liganden, um die Invasion von Immunzellen zu supprimieren und seine Integrität aufrecht zu erhalten. In Analogie zum CD95-Liganden, könnte TRAIL eine ähnliche protektive Funktion aufweisen. Dem widerspricht jedoch, dass TRAIL zur Antigen-unspezifischen Abtötung nicht transformierter Zielzellen, vor allem unter inflammatorischen Bedingungen, beiträgt. In Studien experimentell induzierter Enzephalomyelitis, dem Maus-Modell der Multiplen Sklerose, konnte gezeigt werden, dass TRAIL als ein Effektormolekül im Rahmen entzündlicher Prozesse für die Zerstörung von ZNS-Neuronen verantwortlich ist (139).

5.1.1 Die Abwesenheit von TRAIL hat keinen Einfluss auf Neuronenkulturen während exogenes TRAIL das Axonwachstum hemmt

Bei der Isolierung und Kultivierung von Neuronen aus Kortices von TRAIL-defizienten und Wildtyp-Mäusen konnte kein Unterschied im axonalen Längenwachstum festgestellt werden. Das lässt vermuten, dass es sich bei dem unter Punkt 4.2.1 und 4.2.2 beschriebenen wachstumsfördernden Effekt in Gewebekulturen um einen indirekt vermittelten Einfluss auf das Neuron über Gliazellen handelt. Eine andere mögliche Erklärung liegt in der Kompensation des TRAIL-Knockout-Effekts, da TRAIL-defiziente Mäuse keinen veränderten Phänotyp aufweisen (97, 98). Die Zugabe von rekombinantem TRAIL-Protein führte jedoch zu einer signifikant verringerten Axonlänge nach 2 Tagen Inkubationszeit, während es auf das Auswachsen von Neuriten in Gewebekulturen in gleicher Konzentration keinen Einfluss hatte. Zwischen den unbehandelten und den mit *Enhancer* behandelten Kulturen besteht kein Unterschied, womit ausgeschlossen wurde, dass der durch Zugabe des rekombinanten TRAIL-Proteins vermittelte Effekt auf den *Enhancer* zurückzuführen sei. Eine mögliche Erklärung für das beobachtete Ergebnis ist, dass in den Neuronenkulturen ein vermindertes Zellüberleben vorliegt, während in den Gewebekulturen die Apoptose-induzierende Funktion von TRAIL entweder nicht aktiviert oder kompensiert wurde. Für TNF-α, ein weiteres Mitglied der TNF-Superfamilie, zu der auch TRAIL gehört, wurde ein ähnliches Phänomen beschrieben (140). Dieses proinflammatorische Zytokin ist sowohl an neuronalem Zelltod als auch am Überleben von Nervenzellen beteiligt. Es konnte gezeigt werden, dass Neurone ein geringeres Neuritenwachstum nach Zugabe von rekombinantem TNF zeigten. Dieser Effekt fehlte in Neuronenkulturen von TNF-Rezeptor-defizienten Mäusen (140). In einer anderen Studie wurde gezeigt, dass TNF-α schädlich für das nicht-gliale Auswachsen von Nervenfasern ist, aber das glial gesteuerte Auswachsen und die Migration von Astrozyten fördert (141). Diese ambivalente Funktion proinflammatorischer Zytokine bei der Neuroregeneration scheint auch den Todesliganden TRAIL zu betreffen.

5.1.2 Endogenes TRAIL im Ursprungsgewebe unterdrückt axonales Auswachsen

Bei einer traumatischen Schädigung von Gewebe wird das Immunsystem aktiviert, wodurch Mediatoren freigesetzt werden und ein inflammatorisches Millieu generiert wird. Es stellte sich daher die Frage, ob TRAIL als ein Effektormolekül von Zellen der angeborenen und der erworbenen Abwehr (dendritische Zellen, NK-Zellen, Monozyten, Makrophagen, T-Zellen) die Regenerationsprozesse von neuronalem Gewebe beeinflusst. In einer Studie über die Expression von TRAIL und TRAIL-Rezeptoren im ZNS wurde

Hirngewebe von Patienten mit schwerer penetrierender Kopfverletzung untersucht (operativ entfernter Debris). In diesem Gewebe konnte die Expression von TRAIL nachgewiesen werden (142). Es sollte deshalb untersucht werden, welchen Einfluss dieser Ligand auf Neuroregeneration nach traumatischer Schädigung hat. Hierzu wurde ZNS-Gewebe zunächst isoliert in Kollagenkulturen betrachtet, wobei die Präparation und Anfertigung von Gewebeschnitten vergleichbar mit einer Läsion ist. Der Vergleich zwischen Wildtypmäusen und TRAIL-defizienten Mäusen diente der selektiven Unterscheidung zwischen Gewebe, in dem TRAIL in physiologischer Konzentration und unter dem Einfluss der normalen Regulationsmechanismen vorhanden ist und solchem, in dem TRAIL nicht exprimiert wird. Die Kultivierung organotypischer Hirnschnitte bietet den Vorteil funktionelle Effekte auf ein bestimmtes Gewebe ohne sytemische Einflüsse (Immunsystem, Endokrinium, Hämatostase) zu untersuchen, bei gleichzeitigem Erhalt der Funktion der Zellen im Zell- und Gewebeverband. In den Gewebekulturen von Gehirn und Rückenmark konnte ein verstärktes Neuritenwachstum im TRAIL-defizienten Gewebe nachgewiesen werden. Somit hat die Abwesenheit des Todesliganden einen positiven Effekt auf die Neuroregeneration im Ursprungsgewebe. Die beiden Apoptose-induzierenden Rezeptoren TRAIL-R1 und TRAIL-R2 werden sowohl im menschlichen (115) als auch im murinen (116) ZNS exprimiert. Sie konnten auf verschiedenen Zellen des ZNS Gewebes wie Neuronen, Astrozyten und Oligodendrozyten nachgewiesen werden. Die Expression des Liganden wird in der Literatur nicht einheitlich beschrieben. Während einige Autoren keinen Nachweis für TRAIL im menschlichen ZNS finden konnten (74, 115, 143), zeigten andere die Expression von TRAIL auf Transkriptionsebene in humanen Gliomzellen, Hirntumoren und auch in normalem Hirngewebe (142). Die vorliegenden Ergebnisse unterstützen die Aussage, dass TRAIL auch im normalen ZNS vorhanden ist und zeigen einen negativen Einfluss des Todesliganden auf das Neuritenwachstum, da in TRAIL-defizientem Ursprungsgewebe das Neuritenwachstum signifikant erhöht ist.

5.1.3 Exogene Zufuhr von TRAIL hat keinen Einfluss auf das Neuritenwachstum

Durch Zugabe von exogenem TRAIL konnte im Schnittkulturmodell kein Effekt auf das Neuritenwachstum festgestellt werden. Unter Berücksichtigung der unter Punkt 4.4.2.2 dargestellten Ergebnisse, die zeigen, dass die lokale Gabe von TRAIL im Nerventransplantationsmodell einen positiven Effekt auf das Neuritenwachstum hat, weist diese Beobachtung auf eine Beteiligung systemischer Komponenten (insbesondere des Immunsystems) hin. Diese Komponenten, vor allem das Einwandern von Immunzellen (T-

Zellen, Makrophagen), fehlen in organotypischen Schnittkulturmodellen. Darüber hinaus ist nicht auszuschließen, dass andere Konzentrationen von rekombinantem TRAIL *in vitro* wirksam sind.

5.1.4 Die Abwesenheit von TRAIL führt zu geringerer axonaler Regeneration und zu schwächerer klinischer Leistung nach Rückenmark-Läsion *in vivo*

TRAIL wird stimulationsabhängig von Immunzellen wie Monozyten/Makrophagen, NK-Zellen, dendritischen Zellen und T-Zellen exprimiert. In einem *in vivo* Läsionsmodell wurde unter Berücksichtigung der Ergebnisse der Gewebekulturen die Regeneration von Axonen im Rückenmark betrachtet, um den Einfluss von TRAIL im komplexen Zusammenspiel des ganzen Organismus zu untersuchen. Hierzu wurde eine mechanische Kompression des Rückenmarks in Höhe des 8. Thorakalwirbels gesetzt und die Regeneration im kortikospinalen Trakt distal der Läsion sowie die Mobilität von TRAIL-defizienten Mäusen im Vergleich zu Wildtypen ausgewertet. Es gibt zwei Haupt-Läsions-Modelle bei experimentell induzierter Rückenmarksverletzung, von denen jedes unterschiedliche Aspekte der Neuroregeneration abbildet. Bei den meisten Läsionsmodellen wird ein bestimmter Teil des Rückenmarks durchtrennt um eine stereotype Beeinträchtigung bestimmter Verhaltensweisen zu produzieren. Üblicherweise wird die dorsale Hälfte des Rückenmarks durchtrennt, wodurch der komplette Hinterstrang und der dorsolaterale Strang beschädigt sowie die Hinterhörner zerstört werden. Das gewünschte Ziel der dorsalen Hemisektion ist der kortikospinale Trakt, jenes Bündel, das sich (beim Nagetier) im ventralen Anteil des Hinterstrangs und zu einem kleinen Teil im lateralen Strang befindet (<5% liegen im ventralen Strang) (144). Versuchsansätze, bei denen das Rückenmark komplett durchtrennt wird, garantieren die Vollständigkeit der Verletzung, wodurch es einfacher ist, die Effektivität des Eingriffs in Hinblick auf axonale Regeneration und funktionelle Wiederherstellung zu bewerten. Ein Nachteil der kompletten Durchtrennung des Rückenmarks ist die Dislokation, durch die den Axonen Leitstrukturen zur Regeneration fehlen. Hemisektionsmodelle sind komplementär zu Kompressionsmodellen, die die Biomechanik und Neuropathologie von Verletzungen beim Menschen besser simulieren (145-149). Für die vorliegenden Versuche wurde ein Kompressionsmodell gewählt, da dieses reproduzierbare und konsistente neurologische Verletzungen verursacht und dadurch gute Möglichkeiten der funktionellen und histologischen Beurteilung experimenteller, neuroprotektiver Substanzen und Substanzen, die die Plastizität fördern, bietet (134). Während die Hemisektion eher artifiziell ist, wird mit einer experimentell verursachten Quetschläsion die klinische Situation der meisten

Rückenmarksverletzungen beim Menschen viel besser nachgebildet. In der vorliegenden Arbeit konnte zum ersten Mal ein leichter Einfluss von TRAIL auf das morphologische und klinische Ergebnis einer experimentellen Rückenmark-Läsion im Mausmodell gezeigt werden. Sowohl die Zahl regenerierender Axone als auch die Bewegungsfähigkeit waren in TRAIL-defizienten Mäusen geringer. Dieses Ergebnis lässt sich, unter Einbeziehung der unter Punkt 5.1.2, 5.1.5, 5.2.1 und 5.2.3 diskutierten Ergebnisse, durch eine Überlappung gegensätzlicher Effekte von TRAIL erklären. Im Modell der Rückenmark-Läsion mit TRAIL-defizienten Tieren sind sowohl die Ursprungszellen als auch das Zielgewebe TRAIL-defizient, wodurch möglicherweise der wachstumsfördernde Effekt auf die Ursprungszellen mit dem wachstumshemmenden Effekt im Zielgewebe konkurriert, was dennoch zu einem leichten aber signifikanten Unterschied in der axonalen Regeneration und im klinischen Verhalten führte. Die Rolle der Mitglieder der TNF-α Superfamilie bei der Neuroregeneration wurde in verschiedenen Arbeiten dargelegt. So wurde gezeigt, dass die genetische und pharmakologische Hemmung von TNF-α (1) den Grad der Rückenmarksentzündung und Gewebeschädigung, (2) die Infiltration von Neutrophilen, (3) die Zytokin-Epression (TNF-α) und (4) die Apoptose signifikant reduziert (150). Zudem wurde gezeigt, dass TNF-α-Inhibition die Regeneration der motorischen Fähigkeiten signifikant verbesserte (150). Für das CD95-System wurde ein ähnlicher Effekt nachgewiesen. So führte die therapeutische Neutralisierung des CD95-Liganden (CD95L) zu einer signifikanten Reduzierung der Apoptose nach Rückenmarksverletzung. Neutralisierung des CD95L förderte zudem axonale Regeneration und verbesserte die klinische Funktion bei Mäusen mit Rückenmarksverletzung (151). Im Kontext dieser Veröffentlichungen nimmt TRAIL eine besondere Rolle ein, da es je nach Zellsystem axonale Regeneration fördert oder hemmt. In den Ursprungszellen führte die Abwesenheit von TRAIL zu vermehrtem Neuritenwachstum, während die Abwesenheit des Liganden im Zielgewebe die Regeneration hemmt. Diese ambivalente Funktion von TRAIL wurde bereits bei anderen pathologischen Ereignissen z. B. im Rahmen von Autoimmunprozessen gezeigt (116).

5.1.5 Endogenes und exogenes TRAIL im Zielgewebe verbessern die Regeneration

Zur Untersuchung des Effektes von TRAIL auf das ZNS wurden in verschiedenen experimentellen Ansätzen neurale Zellen und Gewebe untersucht. Jedes der hier verwendeten Modelle hat Vor- und Nachteile. Das Modell der Einzelzellkulturen eignet sich besonders zum Nachweis eines direkten Effektes einer bestimmten Substanz auf Neurone. Organotypische Schnittkulturen in Kollagen hingegen zeigen das Auswachsen von Neuriten aus dem Gewebeverband ohne Zielgewebe. Beim Modell der EGFP-Co-Kulturen wird die Reinnervation des Zielgewebes betrachtet (133), wobei beachtet werden muss, dass zugeführte Substanzen auch auf das Ursprungsgewebe wirken. Durch diese Methode ist es möglich, das Wachstum lebender EGFP-positiver Neurite in GFP-negatives Gewebe nach mechanischer Läsion sowie die Reinnervation des Zielgewebes darzustellen. Es kommt hierbei zwar zu einer Überlagerung von unterschiedlichen Effekten des Aus- und Einwachsens, dennoch ist dieses Modell am besten mit der *in vivo*-Situation vergleichbar. In Kombination mit Einzelzellkulturen und organotypischen Schnittkulturen ist das gemischte Modell der EGFP-Co-Kulturen sehr aussagekräftig. In einem der ersten experimentellen Ansätze wurde gezielt nach Effekten von Mitgliedern des Immunsystems, in diesem Fall des Todesliganden TRAIL, auf Co-Kulturen neuronalen Gewebes gesucht. Es konnte gezeigt werden, dass in Abwesenheit von TRAIL im Zielgewebe weniger Neuriten aus dem entorhinalen Kortex in den Hippocampus einwachsen. Durch exogene Zufuhr von rekombinantem TRAIL-Protein konnte in den Co-Kulturen ein stärkeres Einwachsen von Neuriten in das Zielgewebe erreicht werden. Unter Berücksichtigung der unter Punkt 4.2.1 und 4.2.2 dargestellten Ergebnisse weisen diese Daten daraufhin, dass die Abwesenheit von TRAIL zwar begünstigend auf das Auswachsen von Neuriten im Ursprungsgewebe wirkt, TRAIL jedoch für eine Regeneration von Neuriten im Zielgewebe vorhanden sein muss.

5.2 TRAIL im peripheren Nervensystem

Das periphere Nervensystem beginnt anatomisch mit dem Durchtritt der Spinalnerven durch die Foramina intervertebralia. Die Unterscheidung zwischen ZNS und PNS ist zwar aus histologischer und immunologischer Sicht sinnvoll, trifft jedoch aus funktioneller Sicht auf ihre Grenzen, da die Zellkörper der meisten Neurone im ZNS liegen und von dort über teilweise sehr lange Distanzen ihre Axone zum Zielorgan entsenden. Das PNS existiert demnach nicht als selbstständiges System, sondern ist rein topographisch abgegrenzt. Eine Ausnahme hiervon macht nur das intramurale System des Darms, bei dem die Informationsverarbeitung zum Teil unabhängig vom ZNS erfolgt. Ein Funktionsverlust nach neurologischen Schäden entsteht häufig nicht primär durch den Verlust von Zellen, sondern eher durch die Unterbrechung der axonalen Verbindungen. Ausgehend von den Ergebnissen im ZNS, dem Gebiet der Ursprungszellen, sollte im Folgenden der Weg des Axons in die Peripherie verfolgt und die lokalen Effekte am verletzten Axon im Zielgebiet untersucht werden.

5.2.1 Endogenes TRAIL im peripheren Ursprungsgewebe unterdrückt das axonale Auswachsen

Nach Schädigung peripherer Nerven sind sowohl sensorische als auch motorische Axone im proximalen Nervenende in der Lage zu regenerieren. Von diesen Axonen gebildete regenerierende Fasern müssen über die Wundregion hinweg in die distalen von Schwannzellen gebildeten Endoneuralscheiden eintreten. Wenn durch die Verletzung auch das Endoneurium dieses Weges beschädigt wurde, ist die Axoneregeneration maßgeblich gefährdet (33). Unter anderem durch die langsame Regeneration über diesen Weg, bleibt mangelnde funktionelle Wiederherstellung nach Verletzungen peripherer Nerven ein bedeutendes klinisches Problem (152). Ein weiterer wichtiger Aspekt der Axonregeneration ist die durch periphere Nervenläsion ausgelöste Aktivierung der intrinsischen Wachstumskapazität (153). Außerdem werden Axone durch eine Kombination aus löslichen und membrangebundenen Leitsignalen, die entweder anziehend oder abstoßend auf Nervenfasern wirken, zu ihrem Zielorgan geführt (154). Mechanische Schädigung im peripheren Nervensystem ist mit einer Entzündungsantwort assoziiert (47). Diese Entzündungsantwort ist durch eine schnelle Hochregulierung von IL-1α/β und TNFα in Schwannzellen (47, 155, 156), gefolgt von IL-6 Sekretion durch Fibroblasten und Schwann-Zellen (157) gekennzeichnet. Axonale Schädigung ist zudem mit grundlegenden Veränderungen der Neurotrophinspiegel im distalen Nervenende des geschädigten peripheren Nervs verbunden (158, 159). So wurde gezeigt, dass die pro- und anti-entzündungsassoziierten Faktoren TNFα, IFNγ, IL-4 und IL-6 neurotrophin-abhängige axonale Regeneration in sensiblen Spinalganglien *in vitro* beeinflussen (160). Im ZNS wurde im Rahmen einer experimentell induzierten Enzephalomyelitis beobachtet, dass die Anzahl von TRAIL-Rezeptoren unter normalen Bedingungen nicht ausreicht, um ein signifikantes Apoptosesignal weiterzuleiten. Dieses wird nur im Rahmen entzündlicher Prozesse erreicht (139). Eine ähnliche entzündliche Sensibilisierung des Zielgewebes gegenüber schädlichen Effekten von TRAIL wurde bei experimentell induzierter Hepatitis beobachtet (161). Zur Untersuchung des TRAIL-Effekts auf das Auswachsen von Neuriten wurden Spinalganglien von TRAIL-defizienten Mäusen im Embryonalstadium E13 kultiviert und die Fläche der auswachsenden Neurite mit einem Bildbearbeitungsprogramm analysiert. Hierbei konnte festgestellt werden, dass die TRAIL-defizienten Spinalganglien ein signifikant stärkeres Neuritenwachstum zeigten als die Kontrollen. Daraus lässt sich die Vermutung ableiten, dass endogenes TRAIL in den peripheren Ursprungszellen ebenfalls axonales Auswachsen unterdrückt. Die Ergebnisse im peripheren *in vitro*-Modell zeigen den gleichen Effekt wie bei den Gehirn- und Rückenmark-Kollagen-Kulturen.

Daraus lässt sich schlussfolgern, dass es sich um einen Nervensystem-übergreifenden Mechanismus handelt. Dieser Effekt sollte nun unter Einbeziehung der komplexen Zusammenhänge des Organismus in einem *in vivo*-Modell (Läsion eines peripheren Nervs) weiter untersucht werden.

5.2.2 Exogene Zufuhr von TRAIL im peripheren Ursprungsgewebe hat keinen Einfluss auf das Neuritenwachstum

Durch Zugabe von exogenem TRAIL konnte auch in organotypischen Kulturen von Gewebe des PNS (Spinalganglien) kein signifikanter Unterschied im Neuritenwachstum festgestellt werden. Auch hier kommt vermutlich die fehlende Beteiligung systemischer Komponenten (Einwandern von Immunzellen wie T-Zellen und Makrophagen), wie bereits unter Punkt 5.1.3 beschrieben, als Ursache in Frage. Auch im PNS ist überdies nicht auszuschließen, dass andere Konzentrationen von TRAIL *in vitro* wirksam sind.

5.2.3 Endogenes und exogenes TRAIL im peripheren Zielgewebe verbessern die Regeneration

Verletzungen des peripheren Nervs werden nach Seddon nach der Betroffenheit seiner Anteile in drei Formen eingeteilt: (a) Neuropraxia, (b) Axonotmesis und (c) Neurotmesis. (162). Bei der *Neuropraxia* ist lediglich die Myelinscheide betroffen. Dies führt zu einer Störung der Nervenleitung, regeneriert jedoch meist nach Beseitigung der Ursache innerhalb von Tagen bis Wochen. Ursächlich kommen mechanische Einwirkung, metabolische Entgleisung, demyelinisierende Erkrankungen und Ischämie in Frage. Die *Axonotmesis* kennzeichnet eine Schädigung sowohl der Myelinscheide als auch des Axons. Distal der Verletzung findet eine Wallersche Degeneration statt. Die Nervenfasern können regenerieren, das aussprossende Axon wächst allerdings nur langsam und eine Heilung kann Monate in Anspruch nehmen. Die schwerste Form der Nervenverletzung wird als *Neurotmesis* bezeichnet. Dies ist die komplette Durchtrennung von Axon, Myelinscheide und umgebendem Bindegewebe. Da letzteres jedoch essentiell für die Regeneration der Axone ist, kann hier keine Heilung ohne chirurgischen Eingriff erwartet werden.

Zur experimentellen Untersuchung der Regeneration peripherer Nerven ist die Läsion des N. ischiadicus ein gängiger Versuchsansatz. Die drei am häufigsten verwendeten Methoden der N. ischiadicus-Läsion sind die komplette Transsektion (vergleichbar mit *Neurotmesis*), die Quetschläsion (vergleichbar mit *Axonotmesis*) (163) und die chronisch konstriktive Läsion (vergleichbar mit *Neuropraxia*). Komplette Transsektion ohne chirurgische oder mechanische Wiederherstellung führt zu langsamer Regeneration, fehlgeleiteter Reinnervation und schlechter funktioneller Wiederherstellung. Komplette Transsektion mit chirurgischer Intervention (Reanastomosierung durch epineurale Nähte, Nerventransplantat oder Entubulation) verbessert und beschleunigt die Genesungsrate. Bei Quetschläsionen und chronisch konstriktiven Läsionen erfolgen eine schnelle axonale Regeneration in das distale Nervenende und eine komplette funktionelle Wiederherstellung. Komplette Transsektion und Quetschläsionen sind akute Verletzungen, die zu einer sofortigen Infiltration von Makrophagen mit schneller Bereinigung des Myelindebris führen. Die chronisch konstriktive Läsionen ist ein Modell für eine chronische Läsion, bei der eine partielle Läsion durch Ligation des Nervs erreicht wird (164). Die chronisch konstriktive Läsion des N. ischiadicus in Nagern bewirkt einen vorübergehenden Verlust der motorischen Funktion der Hinterbeine ohne den Verlust von Rückzugsbewegungen der Pfoten nach sensorischen Stimuli (Temperatur oder Schmerz). Im Gegensatz dazu erfolgt bei der Quetschläsion des N. ischiadicus ein vorübergehender Verlust beider Funktionen.

Das in der vorliegenden Arbeit zur Untersuchung der Regeneration im peripheren Nervensystem ausgewählte Transplantationsmodell entspricht einer kompletten Nerventranssektion (Neurotmesis) mit anschließender chirurgischer Readaptation. Es wurden Axone, Myelinscheiden und umgebendes Bindegewebe durchtrennt wodurch im distalen Nervenende eine Wallersche Degeneration induziert wurde. Dieser Prozess führt zur Beseitigung und Wiederverwertung von Gewebetrümmern der Axone und Myelinscheiden und sorgt für ein der axonalen Regeneration zuträgliches Milieu. Durch welche Signale die Regeneration initiiert wird, konnte bis jetzt noch nicht hinreichend geklärt werden. Dennoch scheinen der Läsions-bedingte Abbruch des retrograden Signaltransports, der Kalziumeinstrom und die Exposition des verletzten Axons gegenüber der degenerierenden und entzündlichen Umgebung synergistisch die Axonregeneration im proximalen Nervenende zu aktivieren (165). Die Verletzung eines peripheren Axons aktiviert eine intrinsische Wachstumskapazität im geschädigten Neuron, die die Axonregeneration initiieren und die Myelin-assoziierte Hemmung der Regeneration überwinden kann (166-168). Diese aktivierte intrinsische Wachstumskapazität, gepaart mit einem Regenerations-fördernden Milieu und Axonleitschienen durch extrazelluläre Matrixproteine und Adhäsionsmoleküle, führt zu erfolgreicher Regeneration.

In den vorliegenden Versuchen wurde ein Nerventransplantat aus einer TRAIL-defizienten Spendermaus entnommen und mit dem proximalen Ende des transsektierten N. ischiadicus einer Empfängermaus über eine Silikonschiene mechanisch verbunden. Das proximale Ende des durchtrennten Nervs wurde demnach in ein TRAIL-defizientes Umfeld gebracht. Durch quantitative Erhebung der Axone, die durch die Expression eines gelb fluoreszierenden Proteins der Empfängermaus sichtbar gemacht wurden, konnte festgestellt werden, dass in das TRAIL-defiziente Nerventransplantat weniger Axone einwachsen als in die Kontrollen, die ein Transplantat einer Wildtyp-Maus erhielten. Das endogene TRAIL scheint demnach von Bedeutung bei der Reinnervation zu sein. In einem nächsten Schritt wurde überprüft, ob die lokale Gabe des Liganden ebenfalls zu einer Veränderung des axonalen Einwachsens in das Nerventransplantat führt. Hierzu wurde ein mit rekombinantem TRAIL-Protein getränkter Gelatine-Schwamm (Gelfoam®) um die Verbindungsstelle zwischen Transplantat und Empfängernerv gewickelt und in einer Silikonschiene fixiert. Die quantitative Erhebung der Axone im Nerventransplantat ergab diesmal den umgekehrten Effekt, das heißt es wurden mehr Axone im TRAIL behandelten Nerv gezählt als in der Kontrolle. Die lokale Gabe von rekombinantem TRAIL nach chirurgischer Versorgung eines durchtrennten peripheren Nervs wirkt sich somit positiv auf das Wiederauswachsen der Axone aus.

Da bei dem Transplantationsmodell der Nerv vollständig durchtrennt und keine Fasern von der Läsion verschont wurden (*sparing*), kann davon ausgegangen werden, dass die auswachsenden Fasern in den vorliegenden Versuchen nicht auf das Phänomen des *sproutings* von unverletzten Fasern zurückzuführen sind. Alle einwachsenden Fasern sind regenerierende Axone und deren Verzweigungen. Der beobachtete Effekt von TRAIL ist demnach als eine Kombination aus Regeneration und *Branching* zu werten (siehe auch Cafferty *et al.*: kritischer Review zu den Begriffen *regeneration*, *sprouting*, *plasticity*). Regenerierende Motoraxone sind vorzugsweise in einem terminalen Nervenast, der zum Muskel führt, und weniger in einem terminalen Nervenast, der zur Haut führt, lokalisiert. Dieser Prozess wird als *preferential motor reinnervation* (PMR, bevorzugte motorische Reinnervation) bezeichnet (169). Es gibt für dieses Phänomen zwei Erklärungsansätze. Der eine besagt, dass die Schwannzellhüllen der jeweiligen Leitungsbahn eine spezielle Identität behalten, die von regenerierenden Motoraxonen erkannt werden kann. Die andere Erklärung geht davon aus, dass regenerierende Motoraxone den relativen Gehalt an wachstumsfördernden Bedingungen in jeder Leitungsbahn messen und vorzugsweise in derjenigen bleiben, in der das Wachstum mehr gefördert wird. Diesen Prozess bezeichnet man als Trophomorphismus (170). Einige Autoren gehen davon aus, dass (a) das funktionelle Endorgan, (b) die Schwannzellen in der terminalen Leitungsbahn und (c) mögliche Interaktionen zwischen der Anzahl von durch Schwannzellen gebildeten Leitschienen und Einflüssen des Endorgans für die Generierung wachstumsfördernder

Bedingungen für Motorneurone von grundlegender Bedeutung sind. Die Autoren räumen jedoch ein, dass das Neuritenwachstum auch durch andere Mechanismen günstig beeinflusst werden kann, wie z.B. durch andere Zelltypen im peripheren Nerv oder durch zirkulierende Faktoren (171). Ein solcher zirkulierender Faktor könnte der Todesligand TRAIL sein, der wie in der vorliegenden Arbeit gezeigt werden konnte, das Wiedereinwachsen durchtrennter Axone in das distale Nervenende fördert. Ein möglicher Mechanismus hierfür könnte die Induktion der Apoptose in TRAIL-sensiblen Zellen und somit eine Abschwächung bzw. Modifizierung der Entzündungsantwort sein.

Das Nerventransplantationsmodell stellt eine geeignete Methode dar, nach chirurgischer Versorgung eines durchtrennten Nervs das Einwachsen von regenerierenden Axonen aus dem proximalen in das distale Nervenende zu untersuchen. Da jedoch das distale Ende des Transplantats nicht mit dem distalen Ende des Empfängernervs verknüpft, sondern frei in das umliegende Gewebe eingebettet wird, kann nur ein Teil des Regenerationsprozesses, und zwar die kurzfristige Reaktion nach akuter traumatischer Schädigung dargestellt werden. Die Zusammenhänge bei langfristiger Regeneration, Aspekte der Wiederherstellung der Verbindung zum Zielorgan sowie klinische Parameter als weitere interessante Fragestellungen müssen mit anderen Methoden geklärt werden.

5.3 Effekte von TRAIL auf Nervengewebe

In der vorliegenden Arbeit konnte gezeigt werden, dass der Todesligand TRAIL verschiedene, zum Teil gegensätzliche Effekte auf Zellen und Gewebe des Nervensystems ausübt. Während die Abwesenheit von TRAIL im Ursprungsgewebe förderlich für das Auswachsen von Neuriten ist, verursacht die Abwesenheit von TRAIL im Zielgewebe ein schwächeres Einwachsen. Dieses Phänomen wurde sowohl im ZNS als auch im PNS beobachtet, was darauf schließen lässt, dass es sich um einen Nervensystem-übergreifenden Effekt handelt. Die lokale Gabe von rekombinantem TRAIL Protein führte *in vitro* bei Einzelzellen zu verringertem Axonwachstum, hatte aber auf das Neuritenwachstum in organotypischen Schnittkulturen keinen Effekt und führte im Gegensatz *in vivo* zu einem verstärkten Axonwachstum. Dieses lässt vermuten, dass TRAIL unterschiedliche Effekte auf das Neuritenwachstum nach Läsion aufweist und dass die Bedingungen des inneren Millieus im Zielgebiet von großer Bedeutung sind. Die EGFP-Co-Kulturen und die Nerventransplantations-Versuche haben gezeigt, dass die Regeneration im Zielgebiet durch lokale Gabe von TRAIL gefördert werden kann, was einen neuen Ansatz für die Entwicklung biologischer Therapiestrategien bei der Behandlung traumatischer Schädigung des Nervensystems ermöglichen könnte.

5.4 Klinische Perspektiven

Ein Funktionsverlust nach neurologischen Schäden entsteht häufig nicht unbedingt durch den Verlust von Zellen, sondern eher durch die Unterbrechung der axonalen Verbindungen. Beschaffenheit, Lokalisation, Ausmaß und Alter eines neurologischen Insults beeinflussen den Grad und die Spezifität des erforderlichen Axonwachstums, welches für eine funktionelle Wiederherstellung nötig ist. Die entzündliche Reaktion des verletzten Gewebes ist ein wichtiger Bestandteil der Pathophysiologie bei traumatischer Schädigung des Nervensystems. Sie schafft die Voraussetzungen für erfolgreiche Regeneration, vornehmlich im PNS, kann jedoch auch für eine Vernarbung des Gewebes mit unwiederbringlichem Funktionsverlust oder sogar zusätzliche Schädigung des Gewebes sorgen. Dieses ist vor allem im ZNS der Fall. Trotz der enormen Fortschritte in der chirurgischen Versorgung neurologischer Traumata, bleibt das klinische Ergebnis weitestgehend unbefriedigend, da die funktionelle Wiederherstellung oft nicht hinreichend gelingt. Ein biologischer Therapieansatz könnte die Behandlung unterstützen und optimieren und zu einer Verbesserung des Endresultats beitragen. Idealerweise sollten Therapieansätze Maßnahmen beinhalten, mit denen eine kontrollierte Wachstumsantwort beschädigter und intakter Axone stimuliert wird. Hierfür ist eine weitere intensive Erforschung der biochemischen Regulationsmechanismen und der Zusammenhänge der beteiligten Systeme notwendig. Die Beeinflussung dieser Mechanismen birgt jedoch die Gefahr einer überschießenden Reaktion, deren gefährlichste Manifestation die Entstehung von Tumoren darstellt. Bei der Manipulation eines die Zellhomöostase beinflussenden Systems, wie des TRAIL/TRAIL-Rezeptor-Systems, handelt es sich um eine Gratwanderung zwischen Nutzen und Schaden, wie sie auch schon für andere Mitglieder der TNF-Rezeptorfamilie, z. B. für das CD95-System (172), bekannt ist. Trotzdem scheint eine gezielte Modulation der Interaktionen von TRAIL und TRAIL-Rezeptoren bei traumatischer Schädigung von Gehirn, Rückenmark und peripheren Nerven eine vielversprechende therapeutische Strategie zur Vermeidung oder zumindest Abschwächung bleibender neurologischer Defizite zu sein.

5.5 Ausblick

Bisher wurde gezeigt, dass TRAIL immunosuppressive und immunoregulatorische Funktionen ausübt, die von Bedeutung sind für die T-Zell-Homöostase und für den Übergang der angeborenen Immunantwort zur Immunantwort der erworbenen Abwehr. TRAIL spielt außerdem eine Rolle bei der Bekämpfung bestimmter viraler Infektionen und in der immunologischen Überwachung von Tumoren und Metastasen. Zusätzlich zu einer

Vielzahl von Studien, die bereits eine Reihe von Fragen bezüglich der Rolle von TRAIL und seinen Rezeptoren im Immunsystem klären konnten, wurde in der vorliegenden Arbeit ein negativer Einfluss dieses Todesliganden auf axonales Auswachsen der Ursprungszellen und ein positiver Einfluss auf Reinnervation des Zielgewebes im zentralen und peripheren Nervensystem nach traumatischer Schädigung nachgewiesen. Um jedoch die Bedeutung dieses Rezeptor-Liganden-Systems und seine komplexe Regulation auf zellulärer und molekularer Ebene zu verstehen, ist es notwendig, die spezifischen Effektor- und Zielzellen in den verschiedenen Systemen zu identifizieren. Für eine genauere Untersuchung der molekularbiologischen Zusammenhänge zwischen dem TRAIL/TRAIL-Rezeptor-System und dem Neuritenwachstum sind eine ganze Reihe weiterer Fragen zu klären, unter anderem welche Zellen TRAIL in diesem Zusammenhang exprimieren, über welche Rezeptoren es wirkt und welche Signaltransduktionswege und weitere chemische Botenstoffe involviert sind. Dieses kann unter Berücksichtigung der Ergebnisse dieser Arbeit durch weitere Forschung an Mäusen erreicht werden, in denen TRAIL und seine Rezeptoren individuell in definierten zellulären Subpopulationen gezielt untersucht werden, um gegebenenfalls endogene Substanzen mit immunmodulatorischen Einflüssen bei der Neuroregeneration nach traumatischer Läsion therapeutisch nutzbar zu machen.

6 Zusammenfassung

Der Todesligand TRAIL hat sowohl fördernde als auch hemmende Effekte auf neuroregenerative Prozesse im zentralen und peripheren Nervensystem. In Neuronenkulturen hatte die Abwesenheit von TRAIL keinen Einfluss auf das Axonwachstum während die exogene Zufuhr von rekombinantem TRAIL-Protein zu einem verminderten axonalen Längenwachstum der Neurone führte. In organotypischen Schnittkulturen des Rückenmarks und des entorhinalen Kortex sowie in Kulturen von Spinalganglien wurde gezeigt, dass die Abwesenheit dieses Liganden zu vermehrtem Auswachsen von Neuriten führt. Dieses konnte in der Maus durch Präparation organotypischer Schnittkulturen des entorhinalen Kortex, des Rückenmarks und der Spinalganglien *in vitro* nachgewiesen werden. Daraus lässt sich schlussfolgern, dass endogenes TRAIL im Ursprungsgewebe das axonale Auswachsen unterdrückt. In organotypischen Co-Kulturen des entorhinalen Kortex und des Hippocampus war hingegen die Reinnervation des TRAIL-defizienten Hippocampus vermindert, während unter Zugabe von TRAIL ein verstärktes Einwachsen der Neurite erzielt wurde. Diese Daten weisen darauf hin, dass TRAIL für eine erfolgreiche Regeneration im Zielgewebe erforderlich ist. In einem Transplantationsmodell eines peripheren gemischten Nervs wurde ebenfalls nachgewiesen, dass die Abwesenheit des Liganden im transplantierten distalen Ende eines durchtrennten Nervs die axonale Regeneration hemmt, während unter Zugabe von TRAIL verstärktes axonales Einwachsen in das Zielgewebe beobachtet wurde. Zur erfolgreichen Regeneration im peripheren Nervensystem ist die nach Verletzung eines peripheren Axons aktivierte intrinsische Wachstumskapazität gepaart mit einem Regenerations-fördernden Milieu und Axonleitschienen durch extrazelluläre Matrixproteine und Adhäsionsmoleküle erforderlich. TRAIL konnte als ein entscheidender Faktor in diesem Regenerations-fördernden Milieu identifiziert werden, da seine Abwesenheit die Regeneration verschlechtert während durch Zugabe dieses Liganden mehr Axone in das verletzte distale Nervenende einwachsen. In einem Modell einer experimentellen Quetschläsion des Rückenmarks wurde eine Tendenz zu schwächerer axonaler Regeneration und schlechterer postoperativer Beweglichkeit in TRAIL defizienten Mäusen gezeigt. Da bei diesem Modell sowohl das Ursprungsgewebe als auch die Zielzellen kein TRAIL exprimieren, kommt es mutmaßlich zu einer Überlagerung der konkurrierenden Effekte, wodurch das beobachtete Ergebnis nicht so markant ausfällt, wie in den zuvor genannten Versuchsansätzen. Durch exogene Zufuhr von TRAIL konnte zwar nicht in den Kollagenkulturen, jedoch in den Co-Kulturen von Gewebeschnitten des entorhinalen Kortex und des Hippocampus und im Nerventransplantationsmodell ein regenerationsfördernder Effekt nachgewiesen werden. Das lässt vermuten, dass die Regeneration im Zielgebiet durch lokale Gabe von TRAIL gefördert werden kann, wobei der gegensätzliche Effekt auf das Ursprungsgewebe nicht außer Acht gelassen werden darf.

7 Literaturverzeichnis

1. Chan, C.C., *Inflammation: beneficial or detrimental after spinal cord injury?* Recent Pat CNS Drug Discov, 2008. 3(3): p. 189-99.
2. Cullheim, S. and S. Thams, *The microglial networks of the brain and their role in neuronal network plasticity after lesion.* Brain Res Rev, 2007. 55(1): p. 89-96.
3. Profyris, C., et al., *Degenerative and regenerative mechanisms governing spinal cord injury.* Neurobiol Dis, 2004. 15(3): p. 415-36.
4. Morganti-Kossmann, M.C., et al., *Inflammatory response in acute traumatic brain injury: a double-edged sword.* Curr Opin Crit Care, 2002. 8(2): p. 101-5.
5. Lee, J.K. and B. Zheng, *Axon regeneration after spinal cord injury: insight from genetically modified mouse models.* Restor Neurol Neurosci, 2008. 26(2-3): p. 175-82.
6. Chen, M.S., et al., *Nogo-A is a myelin-associated neurite outgrowth inhibitor and an antigen for monoclonal antibody IN-1.* Nature, 2000. 403(6768): p. 434-9.
7. Schwab, M.E., *Nogo and axon regeneration.* Curr Opin Neurobiol, 2004. 14(1): p. 118-24.
8. Silver, J. and J.H. Miller, *Regeneration beyond the glial scar.* Nat Rev Neurosci, 2004. 5(2): p. 146-56.
9. Niederkorn, J.Y., *See no evil, hear no evil, do no evil: the lessons of immune privilege.* Nat Immunol, 2006. 7(4): p. 354-9.
10. Joly, E., L. Mucke, and M.B. Oldstone, *Viral persistence in neurons explained by lack of major histocompatibility class I expression.* Science, 1991. 253(5025): p. 1283-5.
11. Ljunggren, H.G., et al., *The RMA-S lymphoma mutant; consequences of a peptide loading defect on immunological recognition and graft rejection.* Int J Cancer Suppl, 1991. 6: p. 38-44.
12. Choi, C. and E.N. Benveniste, *Fas ligand/Fas system in the brain: regulator of immune and apoptotic responses.* Brain Res Brain Res Rev, 2004. 44(1): p. 65-81.
13. Sata, M., T. Suhara, and K. Walsh, *Vascular endothelial cells and smooth muscle cells differ in expression of Fas and Fas ligand and in sensitivity to Fas ligand-induced cell death: implications for vascular disease and therapy.* Arterioscler Thromb Vasc Biol, 2000. 20(2): p. 309-16.
14. Walsh, K. and M. Sata, *Is extravasation a Fas-regulated process?* Mol Med Today, 1999. 5(2): p. 61-7.
15. Lee, H.O., et al., *TRAIL: a mechanism of tumor surveillance in an immune privileged site.* J Immunol, 2002. 169(9): p. 4739-44.
16. Schwartz, M. and Y. Ziv, *Immunity to self and self-maintenance: a unified theory of brain pathologies.* Trends Immunol, 2008. 29(5): p. 211-9.
17. Farina, C., F. Aloisi, and E. Meinl, *Astrocytes are active players in cerebral innate immunity.* Trends Immunol, 2007. 28(3): p. 138-45.
18. Hanisch, U.K. and H. Kettenmann, *Microglia: active sensor and versatile effector cells in the normal and pathologic brain.* Nat Neurosci, 2007. 10(11): p. 1387-94.
19. Biber, K., et al., *Neuronal 'On' and 'Off' signals control microglia.* Trends Neurosci, 2007. 30(11): p. 596-602.
20. Ganea, D., E. Gonzalez-Rey, and M. Delgado, *A novel mechanism for immunosuppression: from neuropeptides to regulatory T cells.* J Neuroimmune Pharmacol, 2006. 1(4): p. 400-9.
21. Levite, M., *Neurotransmitters activate T-cells and elicit crucial functions via neurotransmitter receptors.* Curr Opin Pharmacol, 2008. 8(4): p. 460-71.
22. Pavlov, V.A. and K.J. Tracey, *Neural regulators of innate immune responses and inflammation.* Cell Mol Life Sci, 2004. 61(18): p. 2322-31.
23. Reinke, E. and Z. Fabry, *Breaking or making immunological privilege in the central nervous system: the regulation of immunity by neuropeptides.* Immunol Lett, 2006. 104(1-2): p. 102-9.

24. Wahl, S.M., J. Wen, and N. Moutsopoulos, *TGF-beta: a mobile purveyor of immune privilege.* Immunol Rev, 2006. 213: p. 213-27.
25. Tian, L., H. Rauvala, and C.G. Gahmberg, *Neuronal regulation of immune responses in the central nervous system.* Trends Immunol, 2009. 30(2): p. 91-9.
26. Beier, C.P., et al., *FasL (CD95L/APO-1L) resistance of neurons mediated by phosphatidylinositol 3-kinase-Akt/protein kinase B-dependent expression of lifeguard/neuronal membrane protein 35.* J Neurosci, 2005. 25(29): p. 6765-74.
27. Bechmann, I., et al., *FasL (CD95L, Apo1L) is expressed in the normal rat and human brain: evidence for the existence of an immunological brain barrier.* Glia, 1999. 27(1): p. 62-74.
28. Skene, J.H., *Growth-associated proteins and the curious dichotomies of nerve regeneration.* Cell, 1984. 37(3): p. 697-700.
29. Skene, J.H. and I. Virag, *Posttranslational membrane attachment and dynamic fatty acylation of a neuronal growth cone protein, GAP-43.* J Cell Biol, 1989. 108(2): p. 613-24.
30. Witzel, C., C. Rohde, and T.M. Brushart, *Pathway sampling by regenerating peripheral axons.* J Comp Neurol, 2005. 485(3): p. 183-90.
31. Stoll, G., et al., *Wallerian degeneration in the peripheral nervous system: participation of both Schwann cells and macrophages in myelin degradation.* J Neurocytol, 1989. 18(5): p. 671-83.
32. Brown, M.C., et al., *Further studies on motor and sensory nerve regeneration in mice with delayed Wallerian degeneration.* Eur J Neurosci, 1994. 6(3): p. 420-8.
33. Fu, S.Y. and T. Gordon, *The cellular and molecular basis of peripheral nerve regeneration.* Mol Neurobiol, 1997. 14(1-2): p. 67-116.
34. Tona, A., et al., *Extracellular matrix in regenerating rat sciatic nerve: a comparative study on the localization of laminin, hyaluronic acid, and chondroitin sulfate proteoglycans, including versican.* J Histochem Cytochem, 1993. 41(4): p. 593-9.
35. Heumann, R., et al., *Differential regulation of mRNA encoding nerve growth factor and its receptor in rat sciatic nerve during development, degeneration, and regeneration: role of macrophages.* Proc Natl Acad Sci U S A, 1987. 84(23): p. 8735-9.
36. Meyer, M., et al., *Enhanced synthesis of brain-derived neurotrophic factor in the lesioned peripheral nerve: different mechanisms are responsible for the regulation of BDNF and NGF mRNA.* J Cell Biol, 1992. 119(1): p. 45-54.
37. Friede, R.L. and R. Bischhausen, *The fine structure of stumps of transected nerve fibers in subserial sections.* J Neurol Sci, 1980. 44(2-3): p. 181-203.
38. Gorio, A., et al., *Glycosaminoglycans in nerve injury: II. Effects on transganglionic degeneration and on the expression of neurotrophic factors.* J Neurosci Res, 1996. 46(5): p. 572-80.
39. Stoll, G. and H.W. Muller, *Nerve injury, axonal degeneration and neural regeneration: basic insights.* Brain Pathol, 1999. 9(2): p. 313-25.
40. Benowitz, L.I. and A. Routtenberg, *GAP-43: an intrinsic determinant of neuronal development and plasticity.* Trends Neurosci, 1997. 20(2): p. 84-91.
41. Bisby, M.A. and W. Tetzlaff, *Changes in cytoskeletal protein synthesis following axon injury and during axon regeneration.* Mol Neurobiol, 1992. 6(2-3): p. 107-23.
42. Herdegen, T., et al., *Expression of activating transcription factor-2, serum response factor and cAMP/Ca response element binding protein in the adult rat brain following generalized seizures, nerve fibre lesion and ultraviolet irradiation.* Neuroscience, 1997. 81(1): p. 199-212.
43. Jenkins, R., et al., *Expression of c-Jun as a response to dorsal root and peripheral nerve section in damaged and adjacent intact primary sensory neurons in the rat.* Eur J Neurosci, 1993. 5(6): p. 751-9.
44. Kury, P., G. Stoll, and H.W. Muller, *Molecular mechanisms of cellular interactions in peripheral nerve regeneration.* Curr Opin Neurol, 2001. 14(5): p. 635-9.

45. Bibel, M. and Y.A. Barde, *Neurotrophins: key regulators of cell fate and cell shape in the vertebrate nervous system.* Genes Dev, 2000. 14(23): p. 2919-37.
46. Shamash, S., F. Reichert, and S. Rotshenker, *The cytokine network of Wallerian degeneration: tumor necrosis factor-alpha, interleukin-1alpha, and interleukin-1beta.* J Neurosci, 2002. 22(8): p. 3052-60.
47. Stoll, G., S. Jander, and R.R. Myers, *Degeneration and regeneration of the peripheral nervous system: from Augustus Waller's observations to neuroinflammation.* J Peripher Nerv Syst, 2002. 7(1): p. 13-27.
48. Goldberg, J.L., *How does an axon grow?* Genes Dev, 2003. 17(8): p. 941-58.
49. Juric, D.M. and M. Carman-Krzan, *Cytokine-regulated secretion of nerve growth factor from cultured rat neonatal astrocytes.* Pflugers Arch, 2000. 440(5 Suppl): p. R96-8.
50. Vige, X., E. Costa, and B.C. Wise, *Mechanism of nerve growth factor mRNA regulation by interleukin-1 and basic fibroblast growth factor in primary cultures of rat astrocytes.* Mol Pharmacol, 1991. 40(2): p. 186-92.
51. Marz, P., et al., *Role of interleukin-6 and soluble IL-6 receptor in region-specific induction of astrocytic differentiation and neurotrophin expression.* Glia, 1999. 26(3): p. 191-200.
52. Vige, X., B. Tang, and B.C. Wise, *Cortical neurons inhibit basal and interleukin-1-stimulated astroglial cell secretion of nerve growth factor.* Brain Res, 1992. 591(2): p. 345-50.
53. Hahn, M., H. Lorez, and G. Fischer, *Effect of calcitriol in combination with corticosterone, interleukin-1beta, and transforming growth factor-beta1 on nerve growth factor secretion in an astroglial cell line.* J Neurochem, 1997. 69(1): p. 102-9.
54. Juric, D.M. and M. Carman-Krzan, *Interleukin-1 beta, but not IL-1 alpha, mediates nerve growth factor secretion from rat astrocytes via type I IL-1 receptor.* Int J Dev Neurosci, 2001. 19(7): p. 675-83.
55. Lipnik-Stanglj, M. and M. Carman-Krzan, *The effects of histamine and interleukin-6 on NGF release from cortical astrocytes in primary culture.* Pflugers Arch, 2000. 440(5 Suppl): p. R99-100.
56. Lipnik-Stangelj, M. and M. Carman-Krzan, *Histamine and IL-6 interaction in the stimulation of nerve growth factor secretion from cultured astrocytes.* Inflamm Res, 2005. 54 Suppl 1: p. S36-7.
57. Lucarelli, E., D.R. Kaplan, and C.J. Thiele, *Selective regulation of TrkA and TrkB receptors by retinoic acid and interferon-gamma in human neuroblastoma cell lines.* J Biol Chem, 1995. 270(42): p. 24725-31.
58. Shikata, A., et al., *Increased expression of trk proto-oncogene by gamma-interferon in human neuroblastoma cell lines.* Jpn J Cancer Res, 1994. 85(2): p. 122-6.
59. Cafferty, W.B., et al., *Conditioning injury-induced spinal axon regeneration fails in interleukin-6 knock-out mice.* J Neurosci, 2004. 24(18): p. 4432-43.
60. Lindholm, D., et al., *Interleukin-1 regulates synthesis of nerve growth factor in non-neuronal cells of rat sciatic nerve.* Nature, 1987. 330(6149): p. 658-9.
61. Gölz, G., et al., *The cytokine/neurotrophin axis in peripheral axon outgrowth.* Eur J Neurosci, im Druck, 2006.
62. Brushart, T.M., et al., *Contributions of pathway and neuron to preferential motor reinnervation.* J Neurosci, 1998. 18(21): p. 8674-81.
63. Brushart, T.M., *Central course of digital axons within the median nerve of Macaca mulatta.* J Comp Neurol, 1991. 311(2): p. 197-209.
64. Nguyen, Q.T., J.R. Sanes, and J.W. Lichtman, *Pre-existing pathways promote precise projection patterns.* Nat Neurosci, 2002. 5(9): p. 861-7.
65. Brushart, T.M. and M.M. Mesulam, *Alteration in connections between muscle and anterior horn motoneurons after peripheral nerve repair.* Science, 1980. 208(4444): p. 603-5.

66. Koerber, H.R., A.W. Seymour, and L.M. Mendell, *Mismatches between peripheral receptor type and central projections after peripheral nerve regeneration.* Neurosci Lett, 1989. 99(1-2): p. 67-72.
67. McQuarrie, I.G., *Effect of conditioning lesion on axonal sprout formation at nodes of Ranvier.* J Comp Neurol, 1985. 231(2): p. 239-49.
68. Morris, J.H., A.R. Hudson, and G. Weddell, *A study of degeneration and regeneration in the divided rat sciatic nerve based on electron microscopy. IV. Changes in fascicular microtopography, perineurium and endoneurial fibroblasts.* Z Zellforsch Mikrosk Anat, 1972. 124(2): p. 165-203.
69. Scherer, S.S. and S.S. Easter, Jr., *Degenerative and regenerative changes in the trochlear nerve of goldfish.* J Neurocytol, 1984. 13(4): p. 519-65.
70. Miwa, H., et al., *Tracing axons in the peripheral nerve using lacZ gene recombinant adenovirus and its application to regeneration of the peripheral nerve.* J Neuropathol Exp Neurol, 2001. 60(7): p. 671-5.
71. Krekoski, C.A., et al., *Axonal regeneration into acellular nerve grafts is enhanced by degradation of chondroitin sulfate proteoglycan.* J Neurosci, 2001. 21(16): p. 6206-13.
72. Feng, G., et al., *Imaging neuronal subsets in transgenic mice expressing multiple spectral variants of GFP.* Neuron, 2000. 28(1): p. 41-51.
73. Pitti, R.M., et al., *Induction of apoptosis by Apo-2 ligand, a new member of the tumor necrosis factor cytokine family.* J Biol Chem, 1996. 271(22): p. 12687-90.
74. Wiley, S.R., et al., *Identification and characterization of a new member of the TNF family that induces apoptosis.* Immunity, 1995. 3(6): p. 673-82.
75. Walczak, H., et al., *Tumoricidal activity of tumor necrosis factor-related apoptosis-inducing ligand in vivo.* Nat Med, 1999. 5(2): p. 157-63.
76. Aktas, O., T. Prozorovski, and F. Zipp, *Death ligands and autoimmune demyelination.* Neuroscientist, 2006. 12(4): p. 305-16.
77. Degli-Esposti, M., *To die or not to die--the quest of the TRAIL receptors.* J Leukoc Biol, 1999. 65(5): p. 535-42.
78. Degli-Esposti, M.A., et al., *Cloning and characterization of TRAIL-R3, a novel member of the emerging TRAIL receptor family.* J Exp Med, 1997. 186(7): p. 1165-70.
79. Walczak, H., et al., *TRAIL-R2: a novel apoptosis-mediating receptor for TRAIL.* EMBO J, 1997. 16(17): p. 5386-97.
80. Degli-Esposti, M.A., et al., *The novel receptor TRAIL-R4 induces NF-kappaB and protects against TRAIL-mediated apoptosis, yet retains an incomplete death domain.* Immunity, 1997. 7(6): p. 813-20.
81. Emery, J.G., et al., *Osteoprotegerin is a receptor for the cytotoxic ligand TRAIL.* J Biol Chem, 1998. 273(23): p. 14363-7.
82. Truneh, A., et al., *Temperature-sensitive differential affinity of TRAIL for its receptors. DR5 is the highest affinity receptor.* J Biol Chem, 2000. 275(30): p. 23319-25.
83. Zauli, G. and P. Secchiero, *The role of the TRAIL/TRAIL receptors system in hematopoiesis and endothelial cell biology.* Cytokine Growth Factor Rev, 2006. 17(4): p. 245-57.
84. Wu, G.S., et al., *Molecular cloning and functional analysis of the mouse homologue of the KILLER/DR5 tumor necrosis factor-related apoptosis-inducing ligand (TRAIL) death receptor.* Cancer Res, 1999. 59(12): p. 2770-5.
85. Schneider, P., et al., *Identification of a new murine tumor necrosis factor receptor locus that contains two novel murine receptors for tumor necrosis factor-related apoptosis-inducing ligand (TRAIL).* J Biol Chem, 2003. 278(7): p. 5444-54.
86. Golks, A., et al., *c-FLIPR, a new regulator of death receptor-induced apoptosis.* J Biol Chem, 2005. 280(15): p. 14507-13.
87. Ganten, T.M., et al., *Preclinical differentiation between apparently safe and potentially hepatotoxic applications of TRAIL either alone or in combination with chemotherapeutic drugs.* Clin Cancer Res, 2006. 12(8): p. 2640-6.

88. Harper, N., et al., *Protein kinase C modulates tumor necrosis factor-related apoptosis-inducing ligand-induced apoptosis by targeting the apical events of death receptor signaling.* J Biol Chem, 2003. 278(45): p. 44338-47.
89. Falschlehner, C., et al., *TRAIL signalling: decisions between life and death.* Int J Biochem Cell Biol, 2007. 39(7-8): p. 1462-75.
90. Fulda, S., et al., *Smac agonists sensitize for Apo2L/TRAIL- or anticancer drug-induced apoptosis and induce regression of malignant glioma in vivo.* Nat Med, 2002. 8(8): p. 808-15.
91. Li, L., et al., *A small molecule Smac mimic potentiates TRAIL- and TNFalpha-mediated cell death.* Science, 2004. 305(5689): p. 1471-4.
92. Harper, N., et al., *Modulation of tumor necrosis factor apoptosis-inducing ligand- induced NF-kappa B activation by inhibition of apical caspases.* J Biol Chem, 2001. 276(37): p. 34743-52.
93. Lin, Y., et al., *The death domain kinase RIP is essential for TRAIL (Apo2L)-induced activation of IkappaB kinase and c-Jun N-terminal kinase.* Mol Cell Biol, 2000. 20(18): p. 6638-45.
94. Lin, Y., et al., *Cleavage of the death domain kinase RIP by caspase-8 prompts TNF-induced apoptosis.* Genes Dev, 1999. 13(19): p. 2514-26.
95. Martinon, F., et al., *Activation of a pro-apoptotic amplification loop through inhibition of NF-kappaB-dependent survival signals by caspase-mediated inactivation of RIP.* FEBS Lett, 2000. 468(2-3): p. 134-6.
96. Schaefer, U., et al., *TRAIL: a multifunctional cytokine.* Front Biosci, 2007. 12: p. 3813-24.
97. Cretney, E., et al., *TNF-related apoptosis-inducing ligand (TRAIL)/Apo2L suppresses experimental autoimmune encephalomyelitis in mice.* Immunol Cell Biol, 2005. 83(5): p. 511-9.
98. Sedger, L.M., et al., *Characterization of the in vivo function of TNF-alpha-related apoptosis-inducing ligand, TRAIL/Apo2L, using TRAIL/Apo2L gene-deficient mice.* Eur J Immunol, 2002. 32(8): p. 2246-54.
99. Diehl, G.E., et al., *TRAIL-R as a negative regulator of innate immune cell responses.* Immunity, 2004. 21(6): p. 877-89.
100. Finnberg, N., et al., *DR5 knockout mice are compromised in radiation-induced apoptosis.* Mol Cell Biol, 2005. 25(5): p. 2000-13.
101. Ehrlich, S., et al., *Regulation of soluble and surface-bound TRAIL in human T cells, B cells, and monocytes.* Cytokine, 2003. 24(6): p. 244-53.
102. Halaas, O., et al., *Lipopolysaccharide induces expression of APO2 ligand/TRAIL in human monocytes and macrophages.* Scand J Immunol, 2000. 51(3): p. 244-50.
103. Kayagaki, N., et al., *Type I interferons (IFNs) regulate tumor necrosis factor-related apoptosis-inducing ligand (TRAIL) expression on human T cells: A novel mechanism for the antitumor effects of type I IFNs.* J Exp Med, 1999. 189(9): p. 1451-60.
104. Johnsen, A.C., et al., *Regulation of APO-2 ligand/trail expression in NK cells-involvement in NK cell-mediated cytotoxicity.* Cytokine, 1999. 11(9): p. 664-72.
105. Kashii, Y., et al., *Constitutive expression and role of the TNF family ligands in apoptotic killing of tumor cells by human NK cells.* J Immunol, 1999. 163(10): p. 5358-66.
106. Kayagaki, N., et al., *Expression and function of TNF-related apoptosis-inducing ligand on murine activated NK cells.* J Immunol, 1999. 163(4): p. 1906-13.
107. Mirandola, P., et al., *Activated human NK and CD8+ T cells express both TNF-related apoptosis-inducing ligand (TRAIL) and TRAIL receptors but are resistant to TRAIL-mediated cytotoxicity.* Blood, 2004. 104(8): p. 2418-24.
108. Kemp, T.J., B.D. Elzey, and T.S. Griffith, *Plasmacytoid dendritic cell-derived IFN-alpha induces TNF-related apoptosis-inducing ligand/Apo-2L-mediated antitumor activity by human monocytes following CpG oligodeoxynucleotide stimulation.* J Immunol, 2003. 171(1): p. 212-8.

109. Liu, S., et al., *The involvement of TNF-alpha-related apoptosis-inducing ligand in the enhanced cytotoxicity of IFN-beta-stimulated human dendritic cells to tumor cells.* J Immunol, 2001. 166(9): p. 5407-15.
110. Song, K., et al., *Tumor necrosis factor-related apoptosis-inducing ligand (TRAIL) is an inhibitor of autoimmune inflammation and cell cycle progression.* J Exp Med, 2000. 191(7): p. 1095-104.
111. Wendling, U., et al., *Expression of TRAIL receptors in human autoreactive and foreign antigen-specific T cells.* Cell Death Differ, 2000. 7(7): p. 637-44.
112. Lunemann, J.D., et al., *Death ligand TRAIL induces no apoptosis but inhibits activation of human (auto)antigen-specific T cells.* J Immunol, 2002. 168(10): p. 4881-8.
113. Hilliard, B., et al., *Roles of TNF-related apoptosis-inducing ligand in experimental autoimmune encephalomyelitis.* J Immunol, 2001. 166(2): p. 1314-9.
114. Lamhamedi-Cherradi, S.E., et al., *Defective thymocyte apoptosis and accelerated autoimmune diseases in TRAIL-/- mice.* Nat Immunol, 2003. 4(3): p. 255-60.
115. Dorr, J., et al., *Lack of tumor necrosis factor-related apoptosis-inducing ligand but presence of its receptors in the human brain.* J Neurosci, 2002. 22(4): p. RC209.
116. Aktas, O., et al., *Neuronal damage in autoimmune neuroinflammation mediated by the death ligand TRAIL.* Neuron, 2005. 46(3): p. 421-32.
117. Sedger, L.M., et al., *IFN-gamma mediates a novel antiviral activity through dynamic modulation of TRAIL and TRAIL receptor expression.* J Immunol, 1999. 163(2): p. 920-6.
118. Anan, A. and G.J. Gores, *A new TRAIL to therapy of hepatocellular carcinoma: blocking the proteasome.* Hepatology, 2005. 42(3): p. 527-9.
119. Ganten, T.M., et al., *Proteasome inhibition sensitizes hepatocellular carcinoma cells, but not human hepatocytes, to TRAIL.* Hepatology, 2005. 42(3): p. 588-97.
120. Kelley, S.K. and A. Ashkenazi, *Targeting death receptors in cancer with Apo2L/TRAIL.* Curr Opin Pharmacol, 2004. 4(4): p. 333-9.
121. Wissink, E.H., et al., *TRAIL enhances efficacy of radiotherapy in a p53 mutant, Bcl-2 overexpressing lymphoid malignancy.* Radiother Oncol, 2006. 80(2): p. 214-22.
122. Jo, M., et al., *Apoptosis induced in normal human hepatocytes by tumor necrosis factor-related apoptosis-inducing ligand.* Nat Med, 2000. 6(5): p. 564-7.
123. Li, J.H., et al., *TRAIL induces apoptosis and inflammatory gene expression in human endothelial cells.* J Immunol, 2003. 171(3): p. 1526-33.
124. Zamai, L., et al., *TNF-related apoptosis-inducing ligand (TRAIL) as a negative regulator of normal human erythropoiesis.* Blood, 2000. 95(12): p. 3716-24.
125. Huang, Y., et al., *The role of TNF related apoptosis-inducing ligand in neurodegenerative diseases.* Cell Mol Immunol, 2005. 2(2): p. 113-22.
126. Cantarella, G., et al., *Neutralization of TRAIL death pathway protects human neuronal cell line from beta-amyloid toxicity.* Cell Death Differ, 2003. 10(1): p. 134-41.
127. Genc, S., et al., *Interferon gamma and lipopolysaccharide upregulate TNF-related apoptosis-inducing ligand expression in murine microglia.* Immunol Lett, 2003. 85(3): p. 271-4.
128. Lee, J., et al., *p38 mitogen-activated protein kinase modulates expression of tumor necrosis factor-related apoptosis-inducing ligand induced by interferon-gamma in fetal brain astrocytes.* J Neurosci Res, 2003. 74(6): p. 884-90.
129. Haass, C. and D.J. Selkoe, *Alzheimer's disease. A technical KO of amyloid-beta peptide.* Nature, 1998. 391(6665): p. 339-40.
130. Uberti, D., et al., *Blockade of the tumor necrosis factor-related apoptosis inducing ligand death receptor DR5 prevents beta-amyloid neurotoxicity.* Neuropsychopharmacology, 2007. 32(4): p. 872-80.
131. Miura, Y., et al., *Tumor necrosis factor-related apoptosis-inducing ligand induces neuronal death in a murine model of HIV central nervous system infection.* Proc Natl Acad Sci U S A, 2003. 100(5): p. 2777-82.

132. Savaskan, N.E., et al., *Impaired postnatal development of hippocampal neurons and axon projections in the Emx2-/- mutants.* J Neurochem, 2002. 83(5): p. 1196-207.
133. Hechler, D., R. Nitsch, and S. Hendrix, *Green-fluorescent-protein-expressing mice as models for the study of axonal growth and regeneration in vitro.* Brain Res Rev, 2006. 52(1): p. 160-9.
134. Kwon, B.K., T.R. Oxland, and W. Tetzlaff, *Animal models used in spinal cord regeneration research.* Spine, 2002. 27(14): p. 1504-10.
135. Basso, D.M., et al., *Basso Mouse Scale for locomotion detects differences in recovery after spinal cord injury in five common mouse strains.* J Neurotrauma, 2006. 23(5): p. 635-59.
136. Cretney, E., et al., *Increased susceptibility to tumor initiation and metastasis in TNF-related apoptosis-inducing ligand-deficient mice.* J Immunol, 2002. 168(3): p. 1356-61.
137. Bechmann, I., et al., *Astrocyte-induced T cell elimination is CD95 ligand dependent.* J Neuroimmunol, 2002. 132(1-2): p. 60-5.
138. Flugel, A., et al., *Neuronal FasL induces cell death of encephalitogenic T lymphocytes.* Brain Pathol, 2000. 10(3): p. 353-64.
139. Aktas, O., U. Schulze-Topphoff, and F. Zipp, *The role of TRAIL/TRAIL receptors in central nervous system pathology.* Front Biosci, 2007. 12: p. 2912-21.
140. Neumann, H., et al., *Tumor necrosis factor inhibits neurite outgrowth and branching of hippocampal neurons by a rho-dependent mechanism.* J Neurosci, 2002. 22(3): p. 854-62.
141. Marschinke, F. and I. Stromberg, *Dual effects of TNFalpha on nerve fiber formation from ventral mesencephalic organotypic tissue cultures.* Brain Res, 2008. 1215: p. 30-9.
142. Frank, S., et al., *Expression of TRAIL and its receptors in human brain tumors.* Biochem Biophys Res Commun, 1999. 257(2): p. 454-9.
143. Golstein, P., *Cell death: TRAIL and its receptors.* Curr Biol, 1997. 7(12): p. R750-3.
144. Cafferty, W.B., A.W. McGee, and S.M. Strittmatter, *Axonal growth therapeutics: regeneration or sprouting or plasticity?* Trends Neurosci, 2008. 31(5): p. 215-20.
145. Ducker, T.B. and H.F. Hamit, *Experimental treatments of acute spinal cord injury.* J Neurosurg, 1969. 30(6): p. 693-7.
146. Ford, R.W., *A reproducible spinal cord injury model in the cat.* J Neurosurg, 1983. 59(2): p. 268-75.
147. Griffiths, I.R., *Spinal cord blood flow after acute experimental cord injury in dogs.* J Neurol Sci, 1976. 27(2): p. 247-59.
148. Jakeman, L.B., et al., *Traumatic spinal cord injury produced by controlled contusion in mouse.* J Neurotrauma, 2000. 17(4): p. 299-319.
149. Yeo, J.D., et al., *The experimental contusion injury of the spinal cord in sheep.* Paraplegia, 1975. 12(4): p. 279-98.
150. Genovese, T., et al., *TNF-alpha blockage in a mouse model of SCI: evidence for improved outcome.* Shock, 2008. 29(1): p. 32-41.
151. Demjen, D., et al., *Neutralization of CD95 ligand promotes regeneration and functional recovery after spinal cord injury.* Nat Med, 2004. 10(4): p. 389-95.
152. English, A.W., W. Meador, and D.I. Carrasco, *Neurotrophin-4/5 is required for the early growth of regenerating axons in peripheral nerves.* Eur J Neurosci, 2005. 21(10): p. 2624-34.
153. Chen, Z.L., W.M. Yu, and S. Strickland, *Peripheral regeneration.* Annu Rev Neurosci, 2007. 30: p. 209-33.
154. Tessier-Lavigne, M. and C.S. Goodman, *The molecular biology of axon guidance.* Science, 1996. 274(5290): p. 1123-33.
155. Rotshenker, S., S. Aamar, and V. Barak, *Interleukin-1 activity in lesioned peripheral nerve.* J Neuroimmunol, 1992. 39(1-2): p. 75-80.
156. Wagner, R. and R.R. Myers, *Schwann cells produce tumor necrosis factor alpha: expression in injured and non-injured nerves.* Neuroscience, 1996. 73(3): p. 625-9.

157. Reichert, F., R. Levitzky, and S. Rotshenker, *Interleukin 6 in intact and injured mouse peripheral nerves.* Eur J Neurosci, 1996. 8(3): p. 530-5.
158. Funakoshi, H., et al., *Differential expression of mRNAs for neurotrophins and their receptors after axotomy of the sciatic nerve.* J Cell Biol, 1993. 123(2): p. 455-65.
159. Griesbeck, O., et al., *Expression of neurotrophins in skeletal muscle: quantitative comparison and significance for motoneuron survival and maintenance of function.* J Neurosci Res, 1995. 42(1): p. 21-33.
160. Golz, G., et al., *The cytokine/neurotrophin axis in peripheral axon outgrowth.* Eur J Neurosci, 2006. 24(10): p. 2721-30.
161. Zheng, S.J., et al., *Critical roles of TRAIL in hepatic cell death and hepatic inflammation.* J Clin Invest, 2004. 113(1): p. 58-64.
162. Seddon, H., ed. *Surgical disorders of the peripheral nerves.* 1975, Churchill Livingstone: Edinburgh.
163. Bridge, P.M., et al., *Nerve crush injuries--a model for axonotmesis.* Exp Neurol, 1994. 127(2): p. 284-90.
164. Bennett, G.J. and Y.K. Xie, *A peripheral mononeuropathy in rat that produces disorders of pain sensation like those seen in man.* Pain, 1988. 33(1): p. 87-107.
165. Makwana, M. and G. Raivich, *Molecular mechanisms in successful peripheral regeneration.* FEBS J, 2005. 272(11): p. 2628-38.
166. Neumann, S., et al., *Regeneration of sensory axons within the injured spinal cord induced by intraganglionic cAMP elevation.* Neuron, 2002. 34(6): p. 885-93.
167. Neumann, S. and C.J. Woolf, *Regeneration of dorsal column fibers into and beyond the lesion site following adult spinal cord injury.* Neuron, 1999. 23(1): p. 83-91.
168. Qiu, J., et al., *Spinal axon regeneration induced by elevation of cyclic AMP.* Neuron, 2002. 34(6): p. 895-903.
169. Brushart, T.M., *Preferential reinnervation of motor nerves by regenerating motor axons.* J Neurosci, 1988. 8(3): p. 1026-31.
170. Saffran, B.N. and K.A. Crutcher, *NGF-induced remodeling of mature uninjured axon collaterals.* Brain Res, 1990. 525(1): p. 11-20.
171. Madison, R.D., G.A. Robinson, and S.R. Chadaram, *The specificity of motor neurone regeneration (preferential reinnervation).* Acta Physiol (Oxf), 2007. 189(2): p. 201-6.
172. Zipp, F., P.H. Krammer, and M. Weller, *Immune (dys)regulation in multiple sclerosis: role of the CD95-CD95 ligand system.* Immunol Today, 1999. 20(12): p. 550-4.

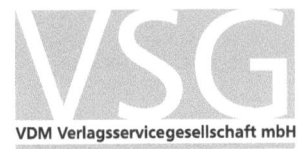

Die VDM Verlagsservicegesellschaft sucht für wissenschaftliche Verlage abgeschlossene und herausragende

Dissertationen, Habilitationen, Diplomarbeiten, Master Theses, Magisterarbeiten usw.

für die kostenlose Publikation als Fachbuch.

Sie verfügen über eine Arbeit, die hohen inhaltlichen und formalen Ansprüchen genügt, und haben Interesse an einer honorarvergüteten Publikation?

Dann senden Sie bitte erste Informationen über sich und Ihre Arbeit per Email an *info@vdm-vsg.de*.

Sie erhalten kurzfristig unser Feedback!

VDM Verlagsservicegesellschaft mbH
Dudweiler Landstr. 99
D - 66123 Saarbrücken
www.vdm-vsg.de

Telefon +49 681 3720 174
Fax +49 681 3720 1749

Die VDM Verlagsservicegesellschaft mbH vertritt

 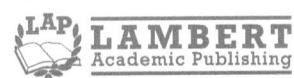 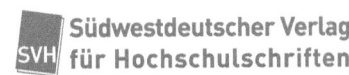

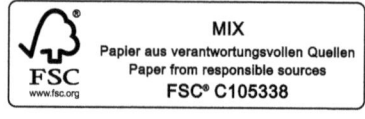

Printed by Books on Demand GmbH, Norderstedt / Germany